KDIGO
慢性肾脏病血脂管理临床实践指南

Clinical Practice Guideline
for Lipid Management in
Chronic Kidney Disease

主　译
陈　楠

U0343869

人民卫生出版社

KDIGO
慢性肾脏病血脂管理
临床实践指南

Clinical Practice Guideline
for Lipid Management in
Chronic Kidney Disease

主　译　陈　楠

副主译　王伟铭　谢静远

译　者　陈孜瑾　翁沁婕　陆怡敏

人民卫生出版社

图书在版编目（CIP）数据

KDIGO 慢性肾脏病血脂管理临床实践指南 / 美国改善全球肾脏病预后组织编著；陈楠主译 . —北京：人民卫生出版社，2017

ISBN 978-7-117-24961-4

Ⅰ.①K…　Ⅱ.①美…②陈…　Ⅲ.①慢性病 - 肾疾病 - 高血脂病 - 诊疗 - 指南　Ⅳ.①R692-62②R589.2-62

中国版本图书馆 CIP 数据核字（2017）第 198912 号

人卫智网	www.ipmph.com	医学教育、学术、考试、健康，购书智慧智能综合服务平台
人卫官网	www.pmph.com	人卫官方资讯发布平台

KDIGO 慢性肾脏病血脂管理临床实践指南

主　　译：陈　楠
出版发行：人民卫生出版社（中继线 010-59780011）
地　　址：北京市朝阳区潘家园南里 19 号
邮　　编：100021
E - mail：pmph @ pmph.com
购书热线：010-59787592　010-59787584　010-65264830
印　　刷：北京教图印刷有限公司
经　　销：新华书店
开　　本：787×1092　1/32　印张：4
字　　数：69 千字
版　　次：2017 年 10 月第 1 版　2017 年 10 月第 1 版第 1 次印刷
标准书号：ISBN 978-7-117-24961-4/R · 24962
定　　价：20.00 元

打击盗版举报电话：010-59787491　E-mail：WQ @ pmph.com
（凡属印装质量问题请与本社市场营销中心联系退换）

公　告

第一部分:临床实践指南的使用

临床实践指南文件根据最后在 2011 年 8 月进行的系统文献检索,截至 2013 年 6 月补充了更多证据。它的目的是提供信息,协助决策。它的目的不是实践标准,不应被理解为、也不应被理解为规定独有的管理规章。当临床医生考虑到患者的个体需求、可用的资源、对特殊机构或业务类型的限制时,在实践中将不可避免且适当地作出改变。每个卫生保健专业人士使用这些建议时,应负责在任何特定的临床情况进行评估以恰当地应用它们。本文件所载的研究建议是通用的,并非特定的协议。

第二部分:肾脏疾病信息披露

改善肾脏病全球预后组织(KDIGO)尽一切努力,以避免任何实际或合理地认为可能的利益冲突,这些冲突可能影响外部关系、成员工作组的个人、专业或商业利益。工作组的所有成员都必须完成、签署和提交声明和保证书,表明他们明了以上关系及实际产生的利益冲突。该文件每年都会更新并对信息进行相应的调整。所有报告的信息将被完整发表在此文件末尾的工作成员信息及声明部分,并以文档形式保存在 KDIGO。

工作组成员

工作组共同主席

Marcello A Tonelli, MD, SM, FRCPC
University of Alberta
Edmonton, Canada

Christoph Wanner, MD
University of Würzburg
Würzburg, Germany

工作组成员

Alan Case, MBBS, FRACP, PhD
Menzies School of Health Research
Darwin, Australia

Amit X Garg, MD, FRCPC, FACP, PhD
London Health Sciences Centre
London, Canada

Hallvard Holdaas, MD, PhD
Hospital Rikshospitalet
Oslo, Norway

Alan G Jardine, MBChB, MD, FRCP
BHF Cardiovascular Research Centre

Glasgow, United Kingdom

Lixin Jiang, MD, PhD
Chinese Academy of Medical Sciences and
Peking Union Medical College
Beijing, China

Florian Kronenberg, MD
Innsbruck Medical University
Innsbruck, Austria

Rulan S Parekh, MD, MS, FRCPC, FASN
Hospital for Sick Children
Toronto, Canada

Tetsuo Shoji, MD, PhD
Osaka City University
Osaka, Japan

Robert J Walker, MBChB, MD (Otago), FRACP,
    FASN, FAHA
University of Otago
Dunedin, New Zealand

文献复习小组

Tufts Center for Kidney Disease Guideline Development
    and Implementation, Tufts Medical Center,

Boston, MA, USA:

Ashish Upadhyay, MD, Project Director

Ethan M Balk, MD, MPH, Program Director, Evidence Based Medicine

Amy Earley, BS, Project Coordinator

Shana Haynes, MS, DHSc, Research Assistant

Jenny Lamont, MS, Project Manager

KDIGO 理事会成员

摘 要

2013 年改善全球肾脏病预后组织(KDIGO)发表的慢性肾脏病(CKD)血脂管理临床实践指南,提供了针对所有 CKD 患者(非透析依赖、透析依赖、肾移植受者以及儿童)脂质异常的处理及治疗。本指南包括脂质状态的评估以及成人和儿童血脂异常的治疗等相关章节。本指南的书写遵循明确的证据回顾及评价。每个章节列出治疗方法并基于相关临床试验的系统性综述提出指南推荐意见。根据 GRADE 分级方法评价证据的质量和推荐意见的强度。本指南讨论了尚存争议的领域和证据的不足,以及为未来的研究提供了建议。

关键词:胆固醇;慢性肾脏病;临床实践指南;血脂异常;循证学建议;KDIGO;系统性综述;甘油三酯

引用

在引用该文时需使用以下格式:Kidney Disease:Improving Global Outcomes(KDIGO) Lipid Work Group. KDIGO Clinical Practice Guideline for Lipid Management in Chronic Kidney Disease. Kidney inter,Suppl 2013;3:259-305

前　言

　　我们希望，这份文件有用。我们的首要目标是改善患者的临床实践。我们希望能做到这一点，简而言之就是帮助临床医生更好地了解目前循证证据（或证据不足）以指导实践。通过提供全面的循证的建议，本指南也将有助于确定仍然缺乏证据和需要进一步研究的领域。帮助确定一个研究的议程，是一个经常被忽视、但很重要的、能使临床实践指南发展的做法。

　　我们采用了建议评估、发展和评价的分级系统（GRADE），评价证据质量和建议强度。在所有推荐中，3例（27.3%）在本指南中的整体证据强度被评为"A"，2例（18.2%）被评为"B"，4例（36.4%）被评为"C"，和2例（18.2%）被评为"D"。尽管除了证据治疗尚有其他因素影响作出1或2级的建议，但在一般情况下，整体证据的质量和建议强度之间有相关性。因此，分级"1"的建议有4例（36.4%），分级"2"的建议有7例（63.6%）。1例（9.1%）建议等级为1 A，1例（9.1%）建议等级为"1 B"，2例（18.2%）建议等级为"1C"，无"1 D"的建议。有2例（18.2%）分级2 A"，1例（9.1%）分级"2 B"，2例（18.2%）分级"2 C"，2例（18.2%）分级"2 D"。有2例陈述（15.4%）不计分。

　　有人认为，证据不足时不应当作出建议。但是，医生仍然需要在他们的日常实践中做出

14

临床决策,他们通常会问:"专家怎么做?"我们在此选择给予指导,而不是保持沉默。这些建议往往是低强度的推荐和低质量的证据,甚至不分级。对使用本指南的用户,这是非常重要的,必须认识到这一点(见"公告")。在任何情况下,这些建议对临床医生是开始,而不是阻止他们在日常实践中对与患者有关的特定的管理提出问题。

我们要感谢工作组联合主席 Marcello Tonelli 博士和 Christoph Wanner 博士,以及所有自愿付出无数个小时的时间来开发这一指南的工作组成员。我们也感谢证据审查小组成员和国家肾脏基金会的工作人员,使这个项目成为可能。最后,我们要特别感谢许多 KDIGO 董事会成员,志愿给予个人时间审阅指南,并提出非常有帮助的建议。

Bertram L Kasiske, MD
KDIGO Co-Chair
David C Wheeler, MD, FRCP
KDIGO Co-Chair

目 录

16

表

图

额外的信息以补充材料的形式见于 http://www.kdigo.org/home/guidelines/lipids

引言　更新及其背景

　　2003 年美国的肾脏病预后质量倡议(KDOQI)发表了慢性肾脏病(CKD)血脂异常管理的临床实践指南。在没有任何随机对照试验(RCT)的前提下,ATP Ⅲ指南(成人治疗专家组Ⅲ)普遍适用于估算肾小球滤过率(eGFR)>15ml/(min·1.73m²)(GFR 分期 G1~G4, 即过去的 CKD1~4 期),而以下情况除外:①既往将 CKD 风险等同于冠状动脉心脏病(CHD)风险;②肾功能减退可导致降脂治疗的并发症;③除了预防急性心血管疾病(CVD)以外,也适用于治疗血脂异常的其他适应证;④治疗蛋白尿也可有效治疗血脂异常[1]。当时工作组在指南中涉及 CKD 儿童及青少年(根据青春期起始定义)患者,并推荐与成人相同的治疗方法。

　　2003 年发布的指南预估在普通人群及 CKD 患者中进行重要的试验结果发表 3 年内更新一次,推荐回顾以下研究:ALLHAT,SEARCH,TNT,IDEAL,PROVE IT,PROSPER,FIELD,CARDS,ASPEN,SPARCL 以 及 ACCORD。 针对 CKD 患者进行的多项试验包括 ALERT,4D,PREVEND IT,AURORA 以及 SHARP。至此,所有试验结果均已发表,并进行了两项荟萃分析以得出相应结论。

　　2007 年,KDOQI 针对糖尿病和 CKD 患者发表临床实践指南和临床实践推荐建议,其中包括糖尿病和 CKD 患者的血脂异常管理指南[2]。上述指南选择治疗极高危患者并推荐对于糖尿病以及 eGFR 分期 G1~G4 的患者治疗靶目标为低密度胆固醇(LDL-C)水平 <2.6mmol/L(<100mg/dl)。治疗目标 <1.8mmol/L(<70mg/dl)也是一个治疗选择。指南纳入了 4D 研究结果,令人感到惊讶的是,降低 LDL-C 的阿托伐他汀在 2 型糖尿病的血液透析(HD)患者中并不能显著减少一级终点事件。该研究对 HD 患者血脂紊乱管理意见有着相当大的影响,对于 2 型糖尿病维持性 HD 患者,没有特定心血管疾病适应证时,不推荐开始他汀类药物治疗。4 年后,AURORA 研究希冀于降低 LDL-C 的瑞舒伐他汀可使 HD 患者获益。正如 4D 研究结果,AURORA 试验的主要结果也是阴性的。自此以后,研究者提出了诸多假设来解释这些未预想到的试验结果。可能的原因是血管硬度、钙化、实质性心脏疾病以及交感神经亢进所引起的多种多样心血管病理改变增加了心律失常以及心功能衰竭的风险。SHARP 是一项大型国际 RCT 研究,其结果证实了上述假设,结果表明辛伐他汀和依折麦布治疗透析依赖和非透析依赖的患者优于安慰剂,可显著减少主要动脉粥样硬化事件。

本指南的总体目标是提出血脂异常管理的建议以及成人和儿童CKD患者降低胆固醇药物的治疗。本指南所涉及的问题包括何时并如何评估脂质状态,何时并如何在目标人群中开始降脂治疗。本指南所针对的使用者是肾脏病医师、普科医师、非肾脏专科医师(如心脏科医师、糖尿病科医师等),临床生化学家以及其他在全球范围内管理成人和儿童CKD患者的医护人员。本指南也可适用于公共卫生政策以及其他卫生事业领域。作为一份全球指南,涉及种族和地域的相关问题十分敏感,书写指南时考虑到了不同卫生护理条件。

工作组包括国际上的肾脏病学专家、糖尿病学专家、心血管病学专家、流行病学专家、血脂代谢学专家和一个专业总结循证医学证据(ERT)的团队。指南制定的方法中描述了ERT的具体方法,由工作组决定系统性搜索的内容,由ERT来执行。

研究推荐用来告知接下来国际团体的研究计划。本指南中的推荐和阐述将会为未来十年疾病的治疗和研究提供方向。根据国际推荐、制定和评估分级标准(GRADE),本指南中的部分要点已经获得了较高的等级。

本指南并不是一本医学或者肾脏病学的教科书。除非另作说明,本指南的一些内容与2003年KDOQI指南观点不一致,包括药物的剂量和相互作用,特别是针对肾脏移植患者。

本指南汇总分析了能够获得的循证医学证据,从一般人群的他汀类药物的大型 RCT 研究和事后分析研究中选取 CKD 患者进行分析汇总。本指南拟通过建立 CKD 患者血脂异常的管理,促进相关领域的讨论、建立相关研究、影响公共卫生政策和实验室检查的发展。

指南的更新和评估在将在本指南公布后的五年内进行。如果在期间有重大的新的循证医学证据公布,指南的更新时间会缩短。重大的循证医学证据是指,包括导致指南推荐意见的改变,或修改对特定干预治疗方法权衡利弊的信息。

第1章 成人慢性肾脏病脂质状态评估

1.1 对新发成人CKD(包括接受慢性透析治疗或肾移植的患者)推荐进行血脂评估(总胆固醇、低密度胆固醇、高密度胆固醇、甘油三酯)。(1C)

理论基础

在CKD患者中,血脂异常常见但并不是普遍存在。影响CKD患者血脂异常的主要决定性因素是肾小球滤过率(GFR)、是否合并糖尿病、蛋白尿的严重程度、免疫抑制剂的使用、肾脏替代治疗(RRT)的形式(血液透析、腹膜透析或肾移植)、并发症和营养状态[3]。

血脂的初步评估主要用于建立严重高胆固醇血症和(或)高甘油三酯血症的诊断,并且需排除可治疗的病因。需要考虑的继发性血脂异常的主要原因(表1)。确切的血清或血浆的血脂水平是专科医师的意见而并非循证医学证据,工作组的观点认为,空腹甘油三酯(TG)水平超过11.3mmol/L(1000mg/dl)或LDL-C水平超过4.9mmol/L(190mg/dl)需要考虑(或专科医师认为)进一步评估。

表 1　继发性血脂异常的病因

疾病状态

肾病综合征	过度饮酒
甲状腺功能减退	肝脏疾病
糖尿病	

药物因素

顺式维 A 酸	雄激素
抗惊厥药	口服避孕药
抗反转病毒治疗	糖皮质激素
利尿剂	环孢素
β 受体阻滞剂	西罗莫司

从国际肾脏病协会复制引用。K/DOQI Clinical Practice Guidelines for Managing Dyslipidemias in Chronic Kidney Disease. Am J Kidney Dis 41（Suppl 3）:S38,2003 with permission from the National Kidney Foundation;1 accessed http:// www.kidney. org/professionals/kdoqi/guidelines_dyslipidemia/pdf/ajkd_ dyslipidemia_ gls.pdf

先前的指南强调了 LDL-C 的潜在价值,此指标作为降脂药物治疗的指征,但工作组不再推荐这一方案(详见指南 2.1)。CKD 患者中,单纯的低高密度胆固醇(HDL-C)并不意味需要特定的治疗,工作组建议将 HDL-C 列入初始的血脂评估,因为此指标能够帮助评估整体的心血管事件的风险。在推荐脂蛋白 a [Lp(a)]和其他血脂异常的评估指标应用于 CKD 患者作为常规检测指标前,需要更多的研究证实。

理想情况下,应检测空腹血脂情况,如果不可行,非空腹的检测结果也可以提供有用的结果[4]。空腹血脂主要影响 TG 的水平,而对通过 Friedewald 公式估算的 LDL-C 的水平影响较小。空腹检测不影响 HDL-C 水平[4-6]。

目前并没有直接的循证医学证据显示血脂状态的评估能够改善患者的临床预后。然而,血脂状态的测量创伤性极小、价格相对便宜,并且能够改善继发性血脂异常人群的健康。根据工作组的意见,检测基线的血脂水平对 CKD 患者有潜在的优势,不需要考虑其可能的副作用和所造成的不便。根据工作组的判断,尽管可获得的循证医学证据水平较低,但仍然强烈推荐评估 CKD 患者基线血脂水平。

1.2 对大部分成人 CKD 患者(包括接受慢性透析治疗或肾移植的患者)无需随访血脂水平。(未分级)

理论基础

先前的指南强调,通过增加他汀类和(或)联合治疗的药物剂量来强化治疗,使 LDL-C 达到特定的目标水平[1,7]。对 CKD 或非 CKD 人群而言,均缺少证据支持这一观点[8],同时缺少 LDL-C 评估个体变异和潜在药物相关毒性的数据[9],本指南不再推荐 CKD 患者应用此方法治疗(详见指南 2)。由于目前开始或调整降脂治疗的主要依据是高心血管事件发生风险和非 LDL-C 升高,因此 LDL-C 的随访监测(初始评估后)对大多患者来说可能不是必须的,特别是 LDL-C 随时间在正常范围内变异的 CKD 患者,这就降低随访监测 LDL-C 的临床应用价值[10]。

根据工作组意见,因为血脂指标可能会改变治疗方案,所以需要保留随访检测血脂水平这一建议。初始评估 CKD 患者血脂水平后,需随访监测的潜在原因包括:评估患者对他汀类药物的治疗依从性、RRT 方式的改变、考虑出现新的继发性血脂异常病因(表 1);或者评估年龄小于 50 岁且未接受他汀类药物治疗(这些患者需要接受他汀类药物治疗 - 详见指南推荐 2.2)的患者 10 年心血管事件的风险。

根据工作组意见,若 LDL-C 的检测结果并不改变(或可能不改变)治疗方案,则不需要评估 LDL-C 水平。例如,已接受他汀类药物治疗的患者(或根据患者心血管事件风险情况和临床状态,该患者有明确接受或不能接受他汀类药物治疗的指征)不需要随访监测 LDL-C 水平,因为随访监测的结果并不改变治疗方案。类似地,由于 CKD 患者中 LDL-C 与临床不良预后之间的相关性较一般人群更弱,因此尚不能明确 LDL-C 水平能评估患者预后。

由于 HDL-C 降低和载脂蛋白(apoB)或非 HDL-C 升高与未来心血管事件的增加相关[11],临床医师应该选择在未接受他汀类药物治疗的患者中评估这些指标,这些患者,其预测心血管事件风险已非常接近开始他汀类药物治疗的范围。换句话说,若评估 HDL-C、apoB 和(或)非 HDL-C 指标会影响临床医师是否应用他汀类药物治疗的决定,临床医师应选择评估这些指标。

少有文献数据报道,CKD 患者出现严重的高空腹总胆固醇(TG)>11.3mmol/L(>1000mg/dl)的频率。根据临床医师经验发现该情况很少见,所有不推荐常规检测空腹 TC 水平。但临床医师需要考虑随访监测已确诊高甘油三酯血症患者的血清 TG 水平。

目前尚不能确定随访监测 LDL-C、HDL-C 和血清 TG 的理想检测频率。由于降脂治疗的获益可能需要数年的累积,而不是几个月或者几周,所以工作组建议每年评估大部分 CKD 患者的心血管风险。然而,需根据患者的临床情况决定增加(或减少)随访检测的频率。

没有直接的循证医学证据显示,定期随访血脂水平会改善临床预后或降脂治疗的依从性。实际上,循证医学证据显示血清胆固醇水平存在明显的自身变异(总胆固醇 ±0.8mmol/L[31mg/dl]),因此随访检测结果对判断患者的依从性不可靠。然而,一些患者随访时更倾向于了解自己的血脂水平,或对血脂水平表现出积极的回应(例如,能够更好地坚持他汀类药物的使用)。工作组的建议,这些建议是未分等级的声明。若检测血脂水平能够对患者的治疗过程提供帮助，临床医师可能会选择随访检测。

国际环境的思考

如果资源有限，他汀类药物应先给予符合临床标准的高风险患者，而不是用于评估基线或随访监测的血脂水平。工作组的观点认为，CKD 患者由于严重高甘油三酯血症而发生胰腺炎的频率是相当低的，所以在缺乏医疗资源的国家可以忽略空腹 TG 水平的检测。与此相反，病史中存在高胆固醇血症者需要予以他汀类药物治疗（例如：日本），则需要更宽松或频繁地检测血脂水平。

建议的成人标准

• 一个月内检测血脂水平的成人患者比例。
• 专科医师进一步评估异常血脂水平的检测频率。（包括：空腹 TG 水平超过 11.3mmol/L（1000mg/dl）或 LDL-C 水平超过 4.9mmol/L（190mg/dl））。

要点

• CKD 患者中血脂异常是常见的情况，但 LDL-C 水平区别低或高心血管事件危险率并不可靠。
• 临床医师应该检测 CKD 患者的初始血脂水平。一般不需要随访血脂水平或 LDL-C，除

表 2　指南推荐 1.2 提到的检测胆固醇水平可能会或可能不会改变治疗方案的情况

	是否已接受他汀类药物治疗?	检测胆固醇水平是否会改变治疗方案?
55 岁男性,eGFR 35ml/(min·1.73m²)	是	不会。患者已经接受他汀类药物治疗
55 岁男性,eGFR 35ml/(min·1.73m²)	否	不会。根据指南推荐 2.1.1,该患者有应用他汀类药物的指征
55 岁男性,eGFR 75ml/(min·1.73m²) 且 ACR 110mg/mmol (1100mg/g)	否	不会。根据指南推荐 2.1.2,该患者有应用他汀类药物的指征
45 岁男性,eGFR 35ml/(min·1.73m²),吸烟患者且合并糖尿病和高血压病史	否	不会。根据指南推荐 2.1.3,该患者有应用他汀类药物的指征,因为无论患者的胆固醇水平如何,患者 10 年出现冠心病死亡或 MI 危险率 >10%
45 岁男性,eGFR 35ml (min·1.73m²),非吸烟患者且无糖尿病和高血压病史	是	不会。该患者已经接受他汀类药物治疗

续表

	是否已接受他汀类药物治疗?	检测胆固醇水平是否会改变治疗方案?
45 岁男性，eGFR 35ml/(min·1.73m²)，非吸烟者且无糖尿病和高血压病史	否	会。根据患者胆固醇水平，患者 10 年出现冠心病死亡或 MI 危险率在 5%~20%。根据指南 2.1.3，这将会改变医师的决定，是否需要他汀类药物治疗
35 岁男性，eGFR 35ml/(min·1.73m²)，非吸烟者且无糖尿病和高血压病史	否	不会。无论患者的胆固醇水平如何，患者 10 年出现冠心病死亡或 MI 危险率 <10%

缩写：ACR，尿白蛋白肌酐比；eGFR，估计肾小球滤过率；MI，心肌梗死

非检测结果会改变患者的治疗方案。表 2 中
列举了 LDL-C 水平可能会改变治疗方案的
情况。

研究推荐

今后的研究应:

- 评估改善这些推荐的依从性的干预措施的临
床疗效和经济优势,特别是推荐级别是 1 级
的指南。这包括更好地理解临床医师和患者
之间对执行指南以及多种药物联合应用的
障碍。

- 检测坚持长期应用本临床实践指南(CPG)的
普遍趋势,和对患者长期预后的影响。

- 证实他汀类药物应用的真实安全性(不包括
RCT 研究中限制的标准)。特别是临床中应
用他汀类药物,出现药物相互作用的频率和
严重程度需要被研究,从而改善这类人群应
用他汀类药物的安全性。

- 评估通过减少检测频率或不检测胆固醇水平
的费用成本,证实减少检测频率不会给临床
治疗的获益带来负面作用(与增加检测频率
相比)。

- 开展时间依赖的研究分析,评估血脂水平的
风险预测作用。由于患者血脂水平在 CKD
的不同阶段会出现明显变化,所以需要数据
分析是否检测整个观察阶段的血脂水平比经
典分析中检测某个特定 CKD 阶段的基线数

据,对患者的预后更有预测性。

- 研究在空腹情况下,血清 TG 和患者风险变化的相关性是否有意义。

- 开展 CKD 患者大型回顾性临床研究,探讨 Lp(a)、apoB 和心血管预后是否存在独立相关性。这一点今后将进一步研究,是否高 Lp(a)、非 HDL-C 和(或)apoB 水平影响对其他危险因素的处理,是否该情况影响患者的预后。

免责声明

出版人、编委会和国际肾脏病学会已经尽了最大努力保证期刊中出现的数据、观点和声明都是准确无误且没有误导性,在此声明这些数据和观点由撰稿人、版权所有者和广告人负责。因此,出版人、编委会和国际肾脏病学会将不对任何错误或有误导性的数据、观点和声明承担责任。我们已尽力保证药物剂量和其他数值都是准确无误的,但对于本期刊所写的包括药物剂量在内的新方法和技术,仍建议读者参照药物生产商的说明书。

第2章 成人降低胆固醇的药物治疗

介绍

之前的指南普遍推荐,治疗性生活方式的改变能够降低血清胆固醇水平[1,12]。根据临床经验,这样的改变只能在很小程度上降低血清胆固醇水平,并且不能改善临床预后(网上增补表格 1~5)。因此,工作组的推荐聚焦于药物干预治疗,但我们需要了解许多生活方式的改变能够改善患者的健康情况(与患者血脂水平无关)。

降胆固醇药物治疗的主要理由是减少动脉粥样硬化的患病率和死亡率。虽然仅有有限的临床数据支持血脂异常治疗和改善肾脏预后之间关联性[13],但近期的临床研究还未证实这一假说[14]。

尽管存在数种不同类的药物可以降低LDL-C,但只有包括一种他汀类药物的治疗策略(包括他汀类/依折麦布)被证实能够减少 CKD 患者的心血管不良事件。因此,指南推荐,对于今后心血管事件发生率高的人群,降低 CKD 患者胆固醇的药物治疗主要应用他汀类药物(合并或不合并依折麦布)。

背景

LDL-C 不适用于评估 CKD 患者是否应该接受降胆固醇药物治疗

一般人群中,LDL-C 与动脉粥样硬化的危险性独立显著相关[15],正是这种相关性促进临床发现他汀类药物能够减少冠状动脉事件的危险性。起先,由于他汀类药物仅限于 LDL-C(>4.5mmol/L[>174mg/dl])显著升高的患者,但进一步研究发现应用他汀类药物在基础 LDL-C 水平一个较大范围内降低相对危险性(*RR*)相对恒定,这说明他汀类药物治疗的获益部分与患者冠状动脉危险性,而并非与基线 LDL-C 水平相关。

透析患者中 LDL-C 和冠状动脉疾病的相关性。观察性的数据显示,最高和最低水平的 LDL-C 和 TC 透析患者发生临床不良预后的风险最高,如全因死亡率和心血管死亡率[16-19]。胆固醇和不良临床预后之间的这种矛盾的相关性,是由于蛋白质能量消耗、炎症和营养不良的作用[20,21],这些情况在肾衰竭的患者中很常见,并且他们本身与不良预后相关。换句话说,患者出现三种情况的一种或者多种情况时,更容易出现低胆固醇水平,这将会混淆胆固醇和心血管死亡风险之间的相关性。尽管,较高 LDL-C 和 TC 水平的透析患者发生心血管风险

16

率增加，但是以高胆固醇水平作为是否给予肾衰竭患者他汀类药物治疗的标准并不合适，因为若以此为标准不能区分出同样有高风险的低胆固醇水平的患者。

eGFR≥15ml/(min·1.73m^2)CKD患者中LDL-C和冠状动脉疾病的相关性。随着eGFR的下降，LDL-C水平升高，其相关的风险程度下降。例如LDL-C>4.9mmol/L［>190mg/dl］（与LDL-C在2.6~3.39mmol/L［100~131mg/dl］范围内相比）发生心肌梗死（MI）的危险率［HR］(95%置信区间［*CI*］)，在eGFR≥90、60~89.9和15~59.9ml/(min·1.73m^2)的人群中分别为3.01(2.46~3.69)、2.30(2.00~2.65)和2.06(1.59~2.67)。图1表示在特定的基线eGFR水平时，LDL-C和MI入院风险的相关性。

该图显示，当LDL-C超过2.6mmol/L(100mg/dl)时，LDL-C和MI风险基本呈线性相关。eGFR在90ml/(min·1.73m^2)、60ml/(min·1.73m^2)、45ml/(min·1.73m^2)、30ml/(min·1.73m^2)和15ml/(min·1.73m^2)的患者，LDL-C超过2.6mmol/L(100mg/dl)时，LDL-C每升高1mmol/L(39mg/dl)，MI的HR分别为1.48(1.43~1.54)、1.33(1.27~1.40)、1.26(1.18~1.35)、1.20(1.09~1.30)和1.13(1.01~1.27)。由于肾功能处于较低水平时，LDL-C和冠状动脉疾病风险的相关性较弱且容易产生误解（这部分人群绝对危险率最高），因此对这部分CKD患者是否需要药物降胆固醇治疗存在争议。

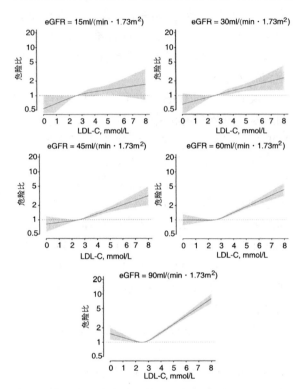

图1 eGFR 作为连续变量,LDL-C 和发生心肌梗死的 HR 的校正相关性。中位随访时间 48 个月,数据校正的 MI 危险比。数据来源于 Alberta Kidney Disease 队列研究中的 836 060 位参与者,并且经过年龄、性别、糖尿病、高血压、是否为原住居民、社会经济情况、蛋白尿分类、他汀类的使用和 Charlson 并发症(肿瘤、脑血管疾病、充血性心力衰竭、慢性肺病、痴呆、转移性实体肿瘤、MI、肝脏疾病、偏瘫/截瘫、消化性溃疡、外周血管疾病和风湿性疾病)的校正。eGFR,估计肾小球滤过率;HR,危险比;LDL-C,低密度脂蛋白胆固醇;MI,心肌梗死。引用于 Tonelli M,Muntner P,Lloyd A,et al. Association between LDL-C and Risk of Myocardial Infarction in CKD. J Am Soc Nephrol,2013;24 :979-986 with permission from American Society of Nephrology[22]conveyed through Copyright Clearance Center,Inc;accessed http://jasn. asnjournals.org/ content/24/6/979.long

哪些 CKD 患者应该接受药物降胆固醇治疗?

为了使获益与弊端和费用的比值达到最大值,目前临床实践决定是否给肾功能正常的患者予以降脂治疗取决于三个可能的决定因素:基线冠状动脉疾病风险、MI 后病死率和降脂治疗将会获益的证据[23]。

基线冠状动脉疾病风险。 10 年内冠状动脉疾病死亡风险和非致死性 MI 的发生率(数据上相当于发生率每 1000 人年)通常被用做评估今后发生冠状动脉疾病风险的指标,由于既往有 MI 史患者风险率相当高,所以通常认为这类患者有持续应用他汀类药物治疗的证据[12]。大多数适用于一般人群的国际指南也推荐,对于冠状动脉疾病危险率低于既往有 MI 史的患者(但其危险率显著高于平均值),普遍或自由应用他汀类药物治疗,例如合并糖尿病或卒中史的患者[12,24-26]。今后冠状动脉疾病风险达到何种水平,才能够评估他汀类药物的治疗还未达成一致,但根据工作组的判断,冠状动脉疾病和非致死性 MI 死亡率 <10/1000 人年不可能作为他汀类药物治疗的指征。

CKD 患者[eGFR 15~59.9ml/(min·1.73m^2)或大量蛋白尿]冠状动脉死亡或偶发性 MI 发生率与糖尿病患者(合并或不合并 CKD)[27]相似或较高。然而,CKD 患者的风险是与年龄相关的。例如,年龄超过 50 岁的 CKD 患者,出现冠状动脉死亡或偶发性 MI 的发生率持续超过 10/1000 人年,甚至在未合并糖尿病或无 MI 史患者中(图 2、表 3)。相反,虽然 CKD 患者冠状动脉死亡或偶发性 MI 的发生率高于非 CKD 患者,但是在年龄≤50 岁且未合并糖尿病或既往无 MI 史的 CKD 患者中,其冠状动脉死亡或偶发性 MI 的发生率低(图 2)。对绝对危险率的深入研究显示,年龄在 40~50 岁的参与者平均 CHD 死亡或偶发性 MI 的发生率一直低于 10/1000 人年。

心肌梗死后病死率。许多研究显示,与类似非 CKD 患者相比,CKD 患者 MI 后死亡率增加[27]。特别是慢性透析患者,死亡的绝对风险特别高[28]。

药物降胆固醇治疗获益的证据。根据 CKD 严重程度不同,支持成人接受他汀类药物治疗(单独或联合依折麦布治疗)获益的证据不同。网上增补表格 6~18 展示了这些证据,且在下文中总结。

总体而言,可获得的证据均反对应用 LDL-C 区分 CKD 患者是否需要接受降胆固醇治疗,并且建议聚焦于两个因素:冠状动脉事件的绝对风险和此治疗获益的证据。这就是指南推荐的方法。先前的研究确切地显示,尽管 CKD 患者基线风险率高,但预防心血管事件的治疗在 CKD 患者中未被系统性地应用[29-31]。这显示,需要共同努力去识别和治疗降脂治疗可能获益的 CKD 患者。

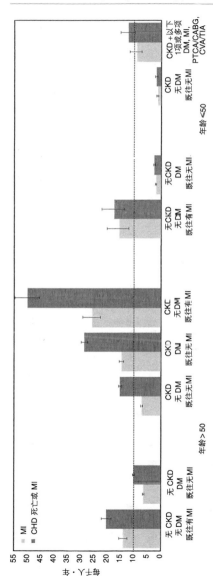

图 2　不同临床特征的患者未来 10 年冠状动脉的危险率。数据来源于 Alberta Kidney Disease 队列研究中 1 268 029 位参与者。CKD 是指 eGFR 在 15~59.9ml/(min·1.73m²) 范围内或合并蛋白尿。CABG,冠状动脉旁路移植术;CHD,冠状动脉心脏病;CKD,慢性肾脏病;CVA,脑血管意外;DM,糖尿病;MI,心肌梗死;PTCA,经皮冠状动脉成形术;TIA,脑缺血发作

表3 冠心病死亡或非致死性 MI 发生率（根据年龄和 eGFR 分类）

	冠心病死亡或非致死性 MI 发生率（95% CI）（每1000人年）		
	总体	男性	女性
年龄 >40 岁 (eGFR G1~G4)	14.9(14.6-15.3)	17.4(16.9~17.9)	12.7(12.3~13.1)
eGFR G3a~G4	19.3(18.8~19.8)	23.4(22.6~24.2)	16.4(15.8~17.0)
eGFR G1~G2	9.7(9.3~10.0)	12.0(11.4~12.6)	6.7(6.3~7.2)
年龄 >50 岁 (eGFR G1-G4)	17.3(17.0~17.7)	20.2(19.6~20.8)	14.8(14.3~15.3)
eGFR G3a~G4	19.9(19.4~20.4)	24.3(23.4~25.2)	16.9(16.3~17.5)
eGFR G1~G2	12.9(12.4~13.4)	15.2(14.5~16.0)	9.7(9.0~10.5)
年龄 40~50 岁 (eGFR G1~G4)	3.2(2.9~3.6)	4.7(4.2~5.4)	1.6(1.2~2.0)
eGFR G3a~G4	4.7(3.7~6.0)	5.9(4.3~8.1)	3.6(2.5~5.3)
eGFR G1~G2	3.0(2.6~3.3)	4.6(4.0~5.3)	1.2(0.9~1.6)

缩写：CI，置信区间；CKD，慢性肾脏病；eGFR，估计肾小球滤过率；MI，心肌梗死。数据来源于 Alberta Kidney Disease 队列研究中 1 268 029 位参与者。入组人群包括合并糖尿病、MI 和其他心血管疾病。数据不适用于肾移植患者

CKD 患者降胆固醇药物治疗的剂量如何确定?

对于一般人群的指南推荐(在接受他汀类药物治疗的患者中)逐渐调整他汀类药物的剂量达到 LDL-C 的靶目标,LDL-C 的靶目标是根据患者推测的冠心病风险依次确定的[12]。尽管没有任何一个 RCT 研究显示此方法能够让患者临床获益,但这种方法被广泛接受。相反,目前已有随机临床研究比较他汀类药物和安慰剂,或比较较大剂量和较小剂量的他汀类药物治疗后患者临床获益(无论是否达到目标 LDL-C)。综合来说,这些临床研究显示较大他汀类药物的剂量增加患者的临床获益,但其代价是不良事件的风险增加。

CKD 患者药物相关的不良事件发生率高,这可能是由于肾脏排泄的下降、通常多种药物治疗和 CKD 患者并发症发生率高。因此,指南普遍推荐减少晚期 CKD 患者他汀类药物的剂量。SHARP 研究中,应用低剂量的辛伐他汀(20mg/d)联合依折麦布(10mg/d)治疗 4.9 年,使平均 LDL-C 下降约 0.83mmol/L(32mg/dl)[14]。

TNT 研究的亚组分析显示,3107 位 eGFR<60ml/(min·1.73m^2) 的有冠状动脉疾病病史的 CKD 患者,阿托伐他汀 80mg/d 比阿托伐他汀 10mg/d 减少更多的主要心血管事件(*HR* 0.68;95% *CI* 0.55~0.84)[32]。在 CKD 和非 CKD 患者中,大剂量他汀类药物组出现严重不良反应

和终止治疗的发生率增加,CKD 患者中不良事件的 *RR* 在数值上高于非 CKD 患者,但并没有比较两组是否有显著性差异。然而,TNT 参与者在导入期接受了 10mg 阿托伐他汀的治疗,这预先决定了阿托伐他汀的耐受性。此外,TNT 研究中合并 CKD 的参与者平均 eGFR 约为 53ml/(min·1.73m^2),且排除了大量蛋白尿的患者。因此,将本研究的研究结果扩大至更广泛的 CKD 人群并不合适。

由于较大剂量他汀类药物存在潜在毒性且缺乏安全性研究,所以工作组建议给 eGFR<60ml/(min·1.73m^2) 或 RRT 的人群开具他汀类药物处方应基于已有随机临床研究显示这部分患者获益的治疗方案和剂量(表 4)。虽然对于接受激进的治疗方案的严重肾功能不全的患者,减少他汀类药物的剂量更为谨慎,但是若进展型肾功能异常的患者能够耐受某种治疗方案,则不需要根据表 4 调整治疗方案。eGFR≥60ml/(min·1.73m^2) 患者(既往无肾移植史)可以根据正常人群的治疗方案应用他汀类药物,无需过度关注药物毒性。由于已有的循证证据不支持特定的经药物治疗后的 LDL-C 靶目标,所以工作组建议不需要根据 LDL-C 水平调整他汀类药物的剂量。

大型临床研究的安全性数据显示,他汀类药物治疗 CKD 患者与非 CKD 患者,这些治疗方案的额外不良事件风险相似。工作组建议,

表 4　成人 CKD 患者他汀类推荐药物剂量（mg/d）

他汀类药物	eGFR G1~G2	eGFR G3a~G5，包括透析和肾移植患者
洛伐他汀	GP	nd
氟伐他汀	GP	80[1]
阿托伐他汀	GP	20[2]
罗素伐他汀	GP	10[3]
辛伐他汀/依折麦布	GP	20/10[4]
普伐他汀	GP	40
辛伐他汀	GP	40
匹伐他汀	GP	2

并不是所有国家可以获得全部他汀类药物。主要的 CKD 患者的临床研究中的较低剂量的他汀类药物可能适合亚洲国家。值得注意的是，由于罗素伐他汀可能会增加肾脏不良事件，所以不推荐在 CKD1-2 期非肾移植的患者中应用罗素伐他汀 40mg/d。环孢素抑制他汀类药物的代谢，从而导致较高的血药浓度。数据是基于 ALERT[1]、4D[2]、AURORA[3]、SHARP[4]等研究。缩写：eGFR，估计肾小球滤过率；GP，一般人群；nd，未完成或未做研究。

对于无临床症状的患者无需评估肌酸激酶（CK）或肝酶。

某些药物和西柚汁增加他汀类药物的血药浓度（网上增补表格 19, 20）。若患者需要接受这类药物的治疗，且没有更好的替代药物，临床医师可以考虑两种治疗方案中的一种。若这类药物只需应用很短的时间（例如抗生素），可以临时停用他汀类药物。若这类药物需要应用一段时间，为了减少药物毒性风险可以更换为另外一种他汀类药物或减少他汀类药物的剂量。当他汀类和贝特类药物联合治疗 CKD 患者时，不良事件发生的风险率增加（网上增补表格 21~28）。正因为如此，工作组不推荐 CKD 患者中联合应用他汀类和贝特类。由于上文中提及循证证据显示他汀类药物的临床获益高于贝特类药物，所以工作组推荐，当临床医师在两种药物之间选择时，首先考虑他汀类药物。

妊娠或哺乳期妇女、急性肝病和转氨酶水平超过正常范围上限三倍的患者禁用他汀类药物。没有证据显示，CKD 患者肝功能异常的发生率高于非 CKD 患者。无论 CKD 的严重程度，工作组推荐在初始他汀类药物治疗前，应检测基线转氨酶水平。由于基线转氨酶水平正常的人群，他汀类药物治疗后出现转氨酶水平异常的频率低，所以不推荐常规随访监测转氨酶水平[33]。同样，工作组也不推荐检测基线和随访 CK 水平，除非患者出现肌病的临床症状。

2.1.1 对于 eGFR<60ml/(min·1.73m²) 的 50 岁以上,并未接受慢性透析治疗或肾移植的成年患者(GFR 分期为 G3a-G5),推荐使用他汀类药物或联用他汀类药物和依折麦布治疗。(1A)

理论基础

网上增补表格 6~10、表格 15~17 显示了他汀类药物和他汀类药物 / 依折麦布联合治疗非透析依赖的 eGFR<60ml/(min·1.73m²) 成人患者的疗效数据。SHARP 研究包括 9270 例 CKD 患者[平均 eGFR27ml/(min·1.73m²)],参与者接受每日辛伐他汀 20mg 联合依折麦布 10mg 或安慰剂治疗,随访 5 年[14]。随机时,33%(n=3023) 的参与者接受透析治疗,23%(n=2094) 合并糖尿病。与安慰剂相比,他汀类药物联合依折麦布治疗减少 17% 的动脉硬化事件主要终点(冠心病死亡、MI、非出血性卒中和任何血管重建)的相对风险(HR 0.83,95% CI 0.74~0.94),其中主要是非出血性卒中和冠状动脉血管重建的减少。在随机时未开始透析治疗的 6247 例 CKD 患者,辛伐他汀联合依折麦布治疗不能减少肾功能进展到终末期肾病(ESRD)的风险。研究治疗组和对照组参与者的严重不良事件的风险相似。

他汀类药物和安慰剂随机临床研究的事后分析结果支持这些数据,事后分析聚焦于 CKD 参与者的亚组分析。总体来说,这些分析结果显示他汀类药物能够降低心血管事件的 RR 值，使 CKD 患者和非 CKD 患者的 RR 值相似，但是在 CKD 患者中治疗的获益更加明显，这是因为 CKD 患者基线风险较高[34]。此外，CKD 患者和非 CKD 患者他汀类药物治疗的不良事件的风险相似。然而，在这些分析中，大多数 CKD 参与者 eGFR 在 45~59.9ml/(min·1.73m^2)，很少有患者 eGFR<30ml/(min·1.73m^2)。

由于 eGFR<60ml/(min·1.73m^2) 且年龄≥50岁的 CKD 非透析患者的冠状动脉疾病绝对危险率持续高于 10/1000 人年，所以工作组建议不需要通过了解这类患者的 LDL-C 水平评估冠状动脉疾病风险。尽管，多因素预测法可能会分析出更多个体明确的危险因素，但根据之前年龄≥50岁患者的数据显示，工作组建议以年龄为基础的评估法可以被应用，能够增加评估的简单性和加强对指南的领悟。

没有证据显示，依折麦布单药治疗 CKD 或非 CKD 患者能够改善患者临床预后。因此，不推荐依折麦布单药治疗。

SHARP、一般人群随机临床研究的事后分析（聚焦于 CKD 亚组）和一般人群临床研究的主体综合共同为此推荐提供理论基础。根据工作组意见，这些数据都为推荐提供强有力的保证。

2.1.2 对于 eGFR>60ml/(min·1.73m^2) 的 50 岁以上的成年患者（GFR 分期为 G1-G2），推荐使用他汀类药物治疗。(1B)

理论基础

与非 CKD 患者相比,年龄≥50 岁的 CKD 患者未来冠状动脉疾病风险率明显升高,且即使在无 MI 史或糖尿病病史的患者中,冠心病死亡和非致死性 MI 发生率超过 10/1000 人年(表 3)。大多数 CKD 和 eGFR≥60ml/(min·1.73m^2)的患者有蛋白尿和肾功能轻度下降或正常,由于很多临床研究没有评估患者基线尿蛋白情况,所以很多这类患者被纳入一般人群他汀类药物的随机临床研究,而没有被识别出。另一方面,SHARP 研究中明确剔除了这类参与者,其主要入组标准为升高的血清肌酐[SCr](eGFR 的下降)。

已有的数据显示,蛋白尿的存在并不影响他汀类药物的相对获益:CARDS[35] 和 CARE 临床研究[36] 都探讨了蛋白尿的存在和他汀类药物治疗对心血管事件的相互作用。这两个临床研究均没有发现明显的相互作用(P=0.7 和 P=0.59),这提示合并蛋白尿患者和非蛋白尿患者他汀类药物的获益相似。

一项随机临床研究普伐他汀 40mg/d 和安慰剂治疗具有残存肾功能和微量白蛋白尿的 CKD 患者(例如 eGFR 在 G1~G2 期),研究结果发现,虽然发生心血管事件的数量较少(n=47),但普伐他汀治疗不能显著减少患者心血管事件发生的风险(RR0.87,CI 0.49~1.57)[37]。CARE 研究的心血管事件数量略有增加(n=60),其事后分析结果发现,eGFR 在 G1~G2 范围内的 CKD 患者主要结果(CHD 死亡或非致死性 MI)的风险显著下降(普伐他汀 vs. 安慰剂的 *HR* 值 0.48,95% *CI* 0.28~0.83)。

数据显示,CKD 和 eGFR 在 G1~G2 期内的患者心血管危险率高,普通人群的大量临床证据也支持他汀类药物治疗的有效性,同时目前缺少他汀类药物治疗合并蛋白尿患者有效性下降的先验理由(例如缺少开展关于 CKD 和 eGFR 在 G1~G2 期患者的临床研究的理由),所以工作组建议这一推荐是合适的。

2.2 对于年龄在 18~49 岁,并未接受慢性透析治疗或肾移植的成年 CKD 患者,建议在以下一项或多项情况下使用他汀类药物治疗(2A):

- 已知的冠心病史(心肌梗死或冠状动脉血管再通术后)
- 糖尿病
- 既往缺血性卒中
- 冠脉疾病死亡率或非致死性心肌梗死的预估 10 年发病率 >10%

理论基础

如前文所述,与一般人群一样,CKD 患者冠状动脉事件的危险率与年龄相关。尽管,年龄 <50 岁的 CKD 患者发生这类事件的绝对风险率较低,但其他并存的危险因子潜在增

加冠心病死亡或非致死性 MI 的发生率。在年龄 <50 岁合并糖尿病或既往血管疾病史(MI、冠状血管重建术后、卒中或短暂性脑缺血发作)的 CKD 亚组人群中,冠状动脉疾病死亡或偶发性 MI 的发生率超过 10/1000 人年,为 12.2(95% *CI* 9.9~15.0)(图 2)。根据工作组的意见,由于发生率足够高,需要保证他汀类药物的治疗。

同样的,一些年龄 18~50 岁的 CKD 患者,未合并糖尿病或无既往血管疾病史,但是这些患者有多个心血管危险因素,这也潜在地增加了他们今后冠状动脉事件的危险。根据工作组的意见,估算的 10 年内冠心病死亡或致死性 MI 发生率足够高,则需要保证他汀类药物的治疗。由于 CKD 患者高 LDL-C 水平与冠状动脉事件发生的危险率增加明确相关(尽管与一般人群的程度相似),所以在年龄 <50 岁的 CKD 患者中应考虑高 LDL-C 水平。10 年内冠心病死亡或非致死性 MI 的发生率可通过已被验证的预测方法进行估算,例如 Framingham 危险评分[38]、SCORE[39]、PROCAM[40]、ASSIGN[41]和 QRISK2[42]。总体来说,这些预测方法会高估未来冠心病的风险,且通常都包括 LDL-C 的情况。然而,由于大多数预测方法没有考虑到合并 CKD 的情况,除了其他传统心血管危险因素,CKD 会增加冠心病的风险,所以在 CKD 患者中预测方法高估未来冠心病的风险并不显著。

对于 10 年内冠心病死亡或非致死性 MI 风

险 <10% 的患者，若这些患者接受他汀类药物治疗后能够相对减少心血管事件的风险或对复方用药和药物毒性的相对风险影响较小，则可以选择接受他汀类药物治疗。另一方面，患者接受他汀类药物治疗的潜在获益程度要小于潜在风险，则选择不接受他汀类药物治疗，即使患者10 年冠心病死亡或非致死性 MI 的风险 >10%。

2.3.1　对于透析依赖的成人 CKD 患者，建议不要起始他汀类药物或联用他汀类药物和依折麦布治疗。(2A)

理论基础

有三项大规模的他汀类药物治疗的 RCT 研究入组了透析患者。这些临床研究的数据在网上增补表格 11~13、17 中展示。

4D 研究(Die Deutsche Diabetes Dialyse Studie)

4D 研究是一项多中心、双盲、随机临床研究，入组 1255 例合并 2 型糖尿病的 HD 患者，分别接受 20mg 阿托伐他汀和安慰剂治疗[43]。治疗 4 周后，阿托伐他汀治疗组减少 42% 的中位 LDL-C 水平，而安慰剂治疗组减少 1.3%。在治疗期间，至少维持 1mmol/L (39mg/dl) 的 LDL-C 水平差异。在中位随访 4 年期间，469 例(37%) 的患者达到了主要终点(包括心脏猝死、非致死性 MI 和致死性与非致死性卒中)：其中阿托伐他汀组 226 例，安慰剂组 243 例(RR 0.92,95%

CI 0.77~1.10,P=0.37)。除了致死性卒中,阿托伐他汀对单个主要终点事件无作用,其 RR 值为 2.03(95% CI 1.05~3.93,P=0.04)。次要终点中的联合心血管事件的发生率显著下降(RR 0.82,95% CI 0.68~0.99,P=0.03),但不包括所有联合脑血管事件(RR 1.12,95% CI 0.81~1.55,P=0.49)或全部死亡率(RR 0.93,95% CI 0.79~1.08,P=0.33)。

AURORA 研究(A Study to Evaluate the Use of Rosuvastatin in Subjects on Regular Dialysis:an Assessment of Survival and Cardiovascular Events)

在这个国际性双盲对照临床研究中,2776例 HD 患者接受瑞舒伐他汀 10mg/d 和安慰剂治疗,中位随访 3.8 年[44]。尽管干预组 LDL-C 水平平均减少 43%,但联合心血管死亡、非致死性 MI 和非致死性卒中的主要终点事件并没有减少(HR 0.96,95% CI 0.84~1.11,P=0.59)。瑞舒伐他汀治疗不能减少个体主要终点事件的发生率和全因死亡率(HR 0.96,95% CI 0.86~1.07,P=0.51)。

SHARP 研究(Study of Heart and Renal Protection)

这个国际性双盲随机临床研究入组 9270例年龄≥40 岁的 CKD 患者接受辛伐他汀 20mg 联合依折麦布 10mg/d 或安慰剂治疗,随访 4.8 年[14]。1/3(n=3023)的患者随机接受维持性透析治疗。其余 6247 例 CKD 患者平均 eGFR 为 27ml/（min·1.73m²）。与安慰剂组相比，治疗组 LDL-C 水平平均减少 0.83mmol/L（32mg/dl）。与安慰剂组相比，他汀类药物联合依折麦布治疗能显著减少 17% 的动脉粥样硬化事件的主要预后（冠心病死亡、MI、非出血性卒中和任何血管重建术）的 *RR*（*HR* 0.83,95% *CI* 0.74~0.94）。SHARP 研究显示，辛伐他汀 / 依折麦布治疗能减少 CKD 患者动脉粥样硬化事件主要预后的风险。在基线时已接受透析治疗的超过 3000 例患者的亚组中，联合治疗不能显著减少主要预后的风险。

    一项系统性综述，其数据来源于所有能获得的且已完成的 CKD 人群的随机临床研究，该综述报道他汀类药物治疗透析患者和非透析患者对主要心血管事件的获益存在显著异质性（透析患者 *HR*0.96,95% *CI* 0.88~1.93；非透析患者 HR0.76,95% *CI* 0.72~0.79；异质性检验 *P*<0.001）[34]。将 SHARP、4D 和 AURORA 研究结果综合来看，透析患者他汀类药物的临床获益尚不明确（单独应用或联合依折麦布治疗）。虽然另一个荟萃分析的数据通过不同的方法分析，但其实也证实了此结果[45]。即使他汀类药物确实能预防透析患者的心血管疾病事件，但与较早期的 CKD 患者相比，相对风险减少的幅度较小[34]。然而，如果今后的研究能够证实透析患者的明确获益，那么由于透析患者事件的

发生率更高,则需要比较透析患者和不是非常严重的 CKD 患者的绝对获益[46]。

SHARP 研究中发现 *RR* 值减少较小,这是由于透析患者亚组的药物依从性较差。透析患者 LDL-C 水平平均减少 0.60mmol/L(23mg/dl),而非透析患者减少 0.96mmol/L(37mg/dl)。

总之,这些数据显示透析患者心血管风险非常高,他汀类药物治疗的策略是否能导致临床获益尚不明确。因此,根据工作组的意见,不推荐维持性 HD 患者初始他汀类药物治疗。然而,若患者希望减少心血管事件,但减少幅度较小且结果具有不确定性,患者可合理地选择他汀类药物治疗。由于非常高的 LDL-C 水平可能会增加透析患者他汀类药物治疗获益的可能性[47],所以满足此条件的患者能倾向于接受他汀类药物治疗,尽管治疗的获益尚不明确。其他因素也可能会影响患者决定是否接受他汀类药物治疗,这些因素包括近期 MI 或较长的预期寿命(两者倾向于治疗)、更严重的并发症或目前更多的药物负担(两者倾向于不治疗)。

2.3.2　对于开始透析时已接受他汀类药物或联用他汀类药物和依折麦布治疗的患者,建议继续使用上述药物治疗。(2C)

理论基础

SHARP、4D 和 AURORA 研究并没有直接

说明,是否他汀类药物不应该被继续用于透析患者的初始治疗,总体上来说他们不同于普遍的透析患者。然而,SHARP 研究中的 2141 例 (34%) 患者,他们在基线时无肾衰竭,在临床试验随访过程中开始透析治疗,这部分患者被纳入非透析组观察总体获益情况[14]。根据工作组判断,对于开始透析时已接受他汀类药物治疗的患者,继续他汀类药物治疗是合理的,即使与非透析依赖的 CKD 患者相比,这部分患者临床获益的程度较小。临床医师应考虑定期评估透析患者的临床状态,并根据需要重新决定予以他汀类药物治疗。

由于缺少直接证据证实他汀类药物治疗能让透析患者临床获益,所以此推荐等级弱。对虽能潜在减少心血管事件但影响价值小、相对多药治疗和药物毒性风险增加的患者,应该停用他汀类药物或他汀类 / 依折他布治疗。

2.4 对于成人肾移植受者,建议使用他汀类药物治疗。(2B)

理论基础

肾移植受者中未来冠状动脉事件风险显著升高:数据来源于 ALERT 临床研究的安慰剂对照组,结果显示心血管死亡或非致死性 MI 的发生率约为 21.5/1000 人年[48]。根据年龄分析肾移植受者非致死性 MI 发生率的数据不可获得,但一项澳大利亚和新西兰人群的研究显示,即使是年龄在 25~44 岁范围内的肾移植受者,单独心血管死亡发生率约为 5/1000 人年[49]。

他汀类药物治疗成人肾移植受者的数据在网上增补表格 29~31 中列举。ALERT 研究 2101 例年龄在 30~75 岁的移植肾存活的患者,随访 5~6 年,评估他汀类药物治疗对降低心血管风险的作用。对安慰剂对照,氟伐他汀(40~80mg/d)治疗会减少冠状动脉死亡和非致死性 MI 的主要预后的 17%,但无统计学差异(RR 0.83,95% CI 0.64~1.06)。然而,氟伐他汀治疗会显著减少 35% 的心脏猝死和确定的非致死性 MI 的风险(HR 0.65,95% CI 0.48~0.88)[48],同时非盲法延伸研究发现,随机分配至氟伐他汀组的患者,随访 6.7 年后,其原始主要预后的风险显著减少。根据工作组的判断,ALERT 观察到的明显获益与一般人群他汀类药物治疗的作用相一致,所以工作组建议他汀类药物治疗能使移植肾存活的患者获益。然而,初步分析结果名义上缺少数据统计学差异和单个随机对照研究,所以该推荐较弱。

肾移植受者开始他汀类药物治疗的年龄尚不确定:冠状动脉事件的风险是年龄依赖的,同时 ALERT 并未入组年龄 <30 岁的参与者,然而,肾移植治疗的 ESRD 是一种慢性疾病,即使移植肾功能良好的情况下,患者心血管风险会随时间的增加而增加。根据工作组的判断,所有成人肾移植受者均需接受治疗。然而,若他汀

类药物治疗年轻患者(例如年龄 <30 岁且无传统心血管危险因素)对减少心血管事件风险的相对作用较小、最小化多药治疗和药物毒性风险相对作用较大,则患者可以选择不接受他汀类药物治疗。

国际格局的思考

在亚洲一些国家,他汀类药物剂量要低于西方国家,这是考虑药物毒性作用,并且临床研究数据显示此剂量能安全地降低 LDL-C [50,51] 和改善临床预后[52,53]。因此,这些国家的临床医师可能会选择低于表 4 推荐剂量的他汀类药物治疗剂量。

建议审核标准

- 本指南发表前后一年,评估年龄 ≥50 岁、eGFR<60ml/(min·1.73m^2) 的非透析依赖的成人患者接受他汀类药物或他汀类/依折麦布联合治疗的比例。

- 本指南发表前后一年,评估年龄 ≥50 岁、eGFR>60ml/(min·1.73m^2) 的成人 CKD 患者接受他汀类药物治疗的比例。

- 本指南发表前后一年,评估成人肾移植受者接受他汀类药物治疗的比例。

- 本指南发表前后一年,评估在年龄在 18~49 岁的非透析依赖的且至少具备以下一个危险因素的成人 CKD 患者他汀类药物应用的盛

行率,危险因素包括已知的冠状动脉疾病(MI
或冠状动脉重建)、糖尿病、先前缺血性卒中
或预测 10 年 CHD 死亡 / 非致死性 MI 的风
险率 >10%。

要点

- 因为心血管风险很高,年龄≥50 岁的非透析
  依赖的 CKD 患者或肾移植患者均应予以他
  汀类药物治疗。
- 年龄 <50 岁非透析依赖的 CKD 患者冠状动
  脉的风险较低,但传统心血管危险因素的存
  在会增加其风险,需要他汀类药物治疗。由
  于有证据显示他汀类药物治疗能改善这部分
  人群血管疾病的预后,所以推荐在年龄 <50
  岁非透析依赖的 CKD 患者以及合并已知血
  管疾病(先前 MI 史、冠状血管重建或卒中)、
  糖尿病和其他使 10 年冠心病和非致死性 MI
  的风险增加至 10%(使用经过验证的风险计
  算器估算)的危险因素的患者中应用。
- 对于透析依赖的 CKD 患者由于初始他汀类
  药物或他汀类 / 依折麦布联合治疗缺少证据,
  所以不应该接受此治疗。然而,对于初始透
  析时已经接受他汀类或他汀类 / 依折麦布治
  疗的患者,不需要停止药物治疗。
- 临床医师应该对增加他汀类药物血药浓度的
  物质所导致的可能的药物毒性提高警惕(例
  如柚子汁和特定的药物)。

研究推荐

- 一项扩大的观察性研究应该在 SHARP 研究队列中进行,以判断长期 5 年持续降低 LDL-C 治疗是否减少主要动脉硬化事件,是否降低 LDL-C 治疗能够显著延缓非透析依赖的 eGFR<60ml/(min·1.73m^2) 的 CKD 患者肾脏疾病进展。

- 由于大多数早期 CKD 患者在初级保健机构管理,所以应在此阶段审核药物降胆固醇治疗。

- AURORA、4D 和 SHARP 研究的数据(透析队列)应该被一起用于开展个体患者数据的荟萃分析,能更全面地评估透析依赖的 CKD 患者降胆固醇治疗的获益和风险。

免责声明

出版人、编委会和国际肾脏病学会已经尽了最大努力保证期刊中出现的数据、观点和声明都是准确无误且没有误导性,在此声明这些数据和观点由撰稿人、版权所有者和广告人负责。因此,出版人、编委会和国际肾脏病学会将不对任何错误或有误导性的数据、观点和声明承担责任。我们已尽力保证药物剂量和其他数值都是准确无误的,但对于本期刊所写的包括药物剂量在内的新方法和技术,仍建议读者参照药物生产商的说明书。

第3章 儿童慢性肾脏病脂质状态评估

3.1 在新发现的 CKD 患儿(包括进行长期血液透析或接受肾移植的患儿)中,我们推荐建立血脂档案(总胆固醇,LDL,HDL,甘油三酯)(1C)

理论基础

CVD 的死亡率在 eGFR $<15\text{ml}/(\text{min} \cdot 1.73\text{m}^2)$ 的年轻成人中比普通人群至少高十倍[54]。近期许多研究记录了 CKD 患儿的 CVD 危险因素。但由于随访有限,少有研究报道青少年和年轻成人患者,尤其是 CKD 患者中血脂异常和临床 CVD 事件的关联。

在普通儿童人群中,儿童期血脂水平能够预测未来的血脂水平及后续心血管事件的发生[55]。PDAY(The Pathobiological Determinants of Atherosclerosis in Youth)的研究表明,在正常肾功能的青少年体内发现的初始脂纹可发展成为动脉粥样硬化斑块[56]。超过 50% 的 10~14 岁儿童有早期脂纹,8% 有纤维斑块,从而证实了动脉粥样硬化始于儿童时期[56]。另有纵向研究表明儿童血脂水平及成人冠心病发病之间的

41

关联[57-59]。而且,这种动脉粥样硬化进程可能在肾病综合征、蛋白尿状态和慢性肾脏疾病患者中加速形成,这是由于脂质代谢异常及其他动脉粥样硬化的危险因素,从而使儿童和青少年在逐渐成年的过程中患 CKD 风险增大。在Bogalusa 心脏研究发现,BMI、LDL-C 及收缩压水平与主动脉和冠状动脉血管粥样硬化性疾病有关联[56,57]。近期关于亚临床 CVD 患儿家族性高胆固醇血症的研究发现,这些患者的主动脉和颈动脉内膜中层厚度较健康儿童增加[60]。因此,动脉粥样硬化性疾病在童年期即开始,儿童血脂异常可能在动脉粥样硬化的早期发病中起重要作用。

在 CKD 患儿中,血脂异常和后续动脉粥样硬化临床事件之间的关系因观察性研究或临床试验的随访时间较短仍未知。近日,一份来自美国心脏协会专家委员会关于人群和预防医学的科学声明《降低高危患儿心血管风险》指出,因为在成年过程中患病风险增大,在许多慢性儿科疾病中需预防心血管疾病的发生[61]。

近期国家健康专家小组提出的 2011 年心血管健康和降低儿童和青少年患病风险的综合指南,提出了筛查和治疗儿童和青少年血脂异常的具体问题[7]。胆固醇及其代谢在儿童中是非常重要的,因为胆固醇是细胞膜、髓鞘形成及亚细胞器和类固醇激素的合成基础,这些都是生长发育的关键。基于生长发育,血脂水平取决于年龄、青春期和性别不同[62]。血脂水平在出生时极低，第一年升高，[TC 平均为 3.9mmol/L（150mg/dl），LDL-C 为 2.6mmol/L（100mg/dl），HDL-C 为 1.4mmol/L（55mg/dl）]，直到 12 岁时都保持相当稳定，女孩稍低于男孩。在青春期，TC、LDL-C 会下降，男孩的 HDL-C 会有轻微下降。青春期后，TC 和 LDL-C 会增加至成人水平。男孩的 HDL-C 水平仍较女生稍低。由于这些变化的存在，先前的指南使用第 95 百分位数的年龄和性别来确定可信区间的上限。最近，这些已经由 15~18 岁儿童脂蛋白与心血管疾病的风险的年龄和性别特异曲线来替代[55-58]。使用这些方法可以更简化和实用地定义这些儿童的血脂状态，分为正常范围、正常高限和血脂升高[7]（表 5）。

许多研究记录了 CKD 和 ESRD 患儿中的血脂异常[63,64]。在成人中，CKD 患儿的血脂异常类型在很大程度上受到多种因素的影响，包括 CKD 的潜在发病机制和持续时间，蛋白尿的严重程度以及治疗方法[63,64]。由于这种变化，CKD 患儿的高胆固醇血症患病率为 39%~65%。在来自北美的 391 例患儿的观察性队列研究中，儿童慢性肾脏病（CKiD），TG 和非 HDL-C 水平升高，同时在这个横断面研究中 GFR 下降[63]。相反的，GFR 较低的患儿 HDL-C 水平较低。多变量分析表明，影响 TG、HDL-C 和非 HDL-C 水平的因素主要是 GFR、显著蛋白尿和肥胖[63]。

43

表 5 儿童和青少年的血脂浓度

分类	正常范围	正常高限 (75%)	升高 (95%)
总胆固醇	<4.4 (<170)	4.4~5.2 (170~199)	>5.2 (≥200)
低密度脂蛋白	<2.8 (<110)	2.8~3.3 (110~129)	≥3.4 (≥130)
非高密度脂蛋白	<3.1 (<120)	3.1~3.7 (120~144)	≥3.8 (≥145)

缩写：LDL-C，低密度脂蛋白；Non-HDL-C，非高密度脂蛋白

单位为 mmol/L (mg/dl)。血脂和脂蛋白水平数据来自全美胆固醇教育计划 (NCEP) 儿童胆固醇水平专家组。非高密度脂蛋白数据来自 Bogalusa 心脏协会，低密度脂蛋白值的分界点与 NCEP 儿童专家组一致

超过 50% 的人群没有血脂异常。其余人群中，25% 的人群有一项血脂异常。另外 25% 的人群至少有 2 项血脂异常[63]。最常见的疾病是高甘油三酯血症[63]，因为其多发性，临床医师应该通过评估 CKD 患儿的基线血脂水平来筛查血脂异常的可能病因。

对于成人来说，没有直接证据证实检测血脂水平能改善预后。但检测血脂是相对无创、廉价的，并且能改善继发性血脂异常患者的健康[65]。在工作组看来，CKD 患儿（及其家庭）对这些潜在的获益较为重视，而对可能产生的不良反应或检测基线水平血脂所带来的不便并不非常在意。因此，虽然证据不足，但仍然较为推荐。

3.2　在 CKD 患儿（包括进行长期血液透析或接受肾移植的患儿）中，我们推荐每年随访血脂水平（未分级）

理论基础

关于 CKD 患儿血脂水平变化频率的记载较少，但异常值（一旦出现）容易一直持续存在。与成人不同，儿童的生长发育对于血脂水平有一定影响。因此，工作组推荐随访血脂水平来筛查血脂异常的潜在病因。

目前尚不清楚监测空腹 LDL-C、HDL-C 和血清甘油三酯水平的理想频率。大多数 CKD 患儿可每年进行评估，但应根据患儿的不同临床状况调整随访频率,从而调整干预措施,包括生活方式的干预(见推荐6.1)及给予高 LDL-C患儿他汀类药物治疗(见推荐4.1)。

对于其他国家的补充

与第1章相似。

推荐的审查标准

与第1章相似。

要点

- 血脂异常在 CKD 患儿中比较常见。
- 所有 CKD 患儿在初诊时都应做常规筛查。
- 生长发育和用药变化都会影响脂代谢,在随访及患儿开始血透或肾移植时应积极检测血脂水平。

推荐研究

需要进一步研究在开始血液透析或肾移植的患儿中血脂异常的发生率。

免责声明

出版人、编委会和国际肾脏病学会已经尽了最大努力保证期刊中出现的数据、观点和声明都是准确无误且没有误导性,在此声明这些数据和观点由撰稿人、版权所有者和广告人负责。因此,出版人、编委会和国际肾脏病学会将不对任何错误或有误导性的数据、观点和声明承担责任。我们已尽力保证药物剂量和其他数值都是准确无误的，但对于本期刊所写的包括药物剂量在内的新方法和技术，仍建议读者参照药物生产商的说明书。

第 4 章　儿童降低胆固醇的药物治疗

Kidney International Supplements (2013) 3, 282-283;
doi: 10.1038/kisup.2013.36

4.1　在年龄小于 18 岁的 CKD 患儿(包括进行长期血透或接受肾移植的患儿)中,我们不推荐他汀类药物或他汀类/依折麦布类药物作为首选。(2C)

理论基础

　　血脂异常的临床试验局限于儿童 CKD 群体,由于从 CKD 至血液透析或肾移植的变化很快,增加了临床试验设计、入组和分析的难度(网上补充表格 32)。因为提供的数据有限,在儿童 CKD 群体中准确地评估慢性心血管疾病的分析也较难进行;成人中常用的评分在儿童群体中也无法使用。另外,20~24 岁进行血液透析或接受肾移植的成人的生存率较年龄相同的普通人群显著偏低[66]。

　　对于儿童血脂异常的治疗应首选营养和饮食调整,并且肥胖问题应通过控制饮食解决。近期研究显示在普通人群中控制脂肪摄入的饮食对于儿童是安全的,尤其是对于儿童的生长发育和营养免疫不良影响[67-70]。应谨慎选择饮食控制,不应用于营养不良的儿童。血脂异常的潜在病因应该被首先纠正。所有 CKD 患儿都应进行生活方式的干预(TLC)。

他汀类药物能降低儿童和 8~18 岁青少年的 LDL-C 水平,并且目前报道对生长发育和性成熟无不良反应[7]。但研究的随访时间不尽相同,CKD 患儿的使用安全范围较小。降低 LDL-C 对于小于 10 岁的儿童并没有太大益处,主要包括有严重的高脂血症家族遗传史或接受心脏移植的患儿。在美国,他汀类药物被允许使用于男孩及 10~18 岁月经初潮后的女孩(8 岁以后可以使用普伐他丁),用来治疗 LDL-C 升高的家族性血脂异常、早发性心脏病和有 2 个及以上的心血管危险因素的患儿[7]。

有 4 个研究 CKD 患儿血脂异常的药物治疗的随机临床试验,主要针对肾病综合征患儿[71-74]。这些临床试验表明使用他汀类药物 7 个月至 5 年后可降低 LDL-C 水平。尚无临床实验研究相关的临床事件,包括心血管事件或死亡率。

现有 13 个临床试验,试验对象包括 1683 个血脂异常和肾功能正常的儿童。这些研究显示他汀类药物能使 LDL-C 降低 17%~50%,并且对于甘油三酯和 HDL-C 有适当的调节作用[75-87]。目前仅有 2 个临床试验合并使用另一种药物如考来替泊和依折麦布[81,85]。

目前尚缺乏证据证明长期使用他汀类药物的益处和安全性，所以推荐程度较低，临床医师应该综合临床和患者情况来进行个体化的治疗。另外，工作组提出患者的年龄也需要考虑在内。

由于数据有限，工作组不推荐在小于 10 岁的 CKD 患儿中使用他汀类药物。LDL-C 严重升高的患者(大于 10 岁的男孩及月经初潮后的女孩，及他们的父母)，如果为预防心血管事件并且发生不良反应的可能性小，则可以考虑使用他汀类药物，特别是在那些有早发性心脏病、糖尿病、高血压、吸烟和 ESRD 等危险因素的患儿中。

工作组建议他汀类药物从最小剂量开始使用。儿童(无论有无 CKD)的 LDL-C 水平尚无具体的目标值，他汀类药物在儿童 CKD 人群中的长期安全性也缺乏数据证明，并且，目前较高剂量的他汀类药物的短期安全性尚无剂量实验来验证。由于缺乏证据证明联合疗法(联合胆汁酸树脂、考来替泊或依折麦布治疗)在 CKD 患儿中的有效性和安全性，就算在 LDL-C 严重升高的患儿中，工作组仍不推荐使用多种药物联合疗法。

推荐的审查标准

- 通过病情来决定他汀类药物或其他降脂药物的使用

- 记录不能耐受或不能依从他汀类药物或其他降脂药物的患儿数量
- 记录使用他汀类药物作为预防的患儿数量

要点

- CKD 和血脂异常的患儿都需要进行生活方式干预(TLC)
- 在 CKD 和血脂异常的患儿中并不推荐使用他汀类药物

推荐研究

需要进一步研究血脂和慢性心血管疾病之间的长期和短期联系,运用具体指标(例如颈动脉内膜中层厚度)和临床事件(例如心肌梗死和脑梗死)。

免责声明

出版人、编委会和国际肾脏病学会已经尽了最大努力保证期刊中出现的数据、观点和声明都是准确无误且没有误导性,在此声明这些数据和观点由撰稿人、版权所有者和广告人负责。因此,出版人、编委会和国际肾脏病学会将不对任何错误或有误导性的数据、观点和声明承担责任。我们已尽力保证药物剂量和其他数值都是准确无误的,但对于本期刊所写的包括药物剂量在内的新方法和技术,仍建议读者参照药物生产商的说明书。

补充材料

补充表格 32：没有糖尿病的 CKD 患儿使用他汀类药物和安慰剂的临床研究的汇总表（连续结果）

网上补充材料：http://www.kdigo.org/home/guidelines/lipids

第5章 成人降低甘油三酯的治疗

Kidney International Supplements (2013) 3, 284-285;
doi:10.1038/kisup.2013.37

5.1 在成人 CKD 和甘油三酯异常的患者(包括进行长期血液透析或接受肾移植)中,我们推荐进行生活方式干预。(2D)

理论基础

非药物治疗

生活方式干预(TLC)包括饮食改变,减轻体重,加强锻炼,减少饮酒和高血糖的治疗(如存在)。TLC 能降低 CKD 患者甘油三酯的证据很弱。但 TLC 不会带来不良反应且能促进机体健康。工作组认为有必要指导空腹甘油三酯很高(>5.65mmol/L [>500mg/dl])的患者进行 TLC。饮食改变包括低脂饮食(<15% 总卡路里),减少单糖和双糖的摄入和使用鱼油来代替长链甘油三酯,但在营养不良的患者中需要谨慎使用。TLC 由于证据不足,所以推荐度较低。

药物治疗:预防胰腺炎

尽管过去有指南推荐使用纤维酸衍生物来预防严重高甘油三酯血症引起的胰腺炎[1],但安全性和有效性的证据很弱,特别是在 CKD 患者中。所有工作组不再推荐这种治疗,特别是在 TG 正常或轻度升高的高甘油三酯血症患者中,他汀类药物开始用于预防胰腺炎[88]。

纤维酸衍生物可用于少部分 TG 明显升高(>11.3mmol/L[>1000mg/dl])的 CKD 患者中。如果使用此治疗方法,必须根据肾功能随时调整剂量。不同纤维酸衍生物之间的比较较少,所以可选择任意一种。如第二章中所述,由于潜在毒性,不推荐在 CKD 患者中同时使用纤维酸衍生物和他汀类药物。

在进展型 CKD 患者中烟酸药物的使用并没有太多研究,由于其毒性(特别是兴奋性和血糖升高)并不推荐用于治疗高甘油三酯血症。

工作组对在 CKD 患者中使用纤维酸衍生物的推荐程度较弱,但没有充足证据支持或反对使用该药物。如为预防胰腺炎使用纤维酸衍生物还是可行的,可减少多药治疗和药物毒性。

药物治疗:预防心血管风险

一个包括 18 个临床试验和 45 058 例参与者(来自普通人群,不仅仅针对 CKD)的 META 分析指出使用贝特治疗的患者主要心血管事件相对危险度减少 10%(95% *CI* 0~18;*P*=0.048),冠状动脉事件减少 13%(95% *CI* 7~19;*P*<0.0001),但这相对他汀类药物还是较少的,他汀类药物每降低 1mmol/L 的 LDL-C 能减少 20% 的心血管事件和 10% 的死亡率[14,89,90]。

如第一章所述,纤维酸衍生物降低富含甘油三酯的脂蛋白,而他汀类药物降低 LDL-C,前者更符合 CKD 相关的血脂异常。这种现象提示纤维酸衍生物对预防 CKD 患者的心血管事件可能更有效。

在糖尿病和 CKD 患者中比较纤维酸衍生物和安慰剂的临床随机试验总结如下。退伍军人高密度脂蛋白干预试验(VA-HIT)在一项 297 例低 eGFR〔GFR<75ml/(min·1.73m²)〕和糖尿病患者的因果分析中证明,相比安慰剂,吉非贝齐能降低 42% 的主要心血管事件(如致命的冠状动脉性心脏病,不致命的心肌梗死和脑梗死)(*RR* 0.58;95% *CI* 0.38~0.89)[91]。

糖尿病动脉硬化干预研究(DAIS)[92]和 FIELD 研究[93]表明,与安慰剂相比,非诺贝特治疗能显著降低微量白蛋白尿的发生(2 型糖尿病患者中 *RR* 0.87;95% *CI* 0.77~0.97)。这两项临床实验的混合分析还发现非诺贝特能减少微量蛋白尿和蛋白尿(*RR* 1.15;95% *CI* 1.04~1.28;n=2260)。没有其他纤维酸衍生物的临床试验报道 CKD 患者亚组的慢性心血管疾病和肾脏病的预后。

FIELD 研究是一个大样本量双盲的随机临床试验,有 9795 例 50~75 岁的 2 型糖尿病患者参与,每日使用安慰剂或 200mg 微粉化的非诺贝特治疗,平均随访 5 年[93]。患者知晓血脂治疗是否有明确的指征或者疗法,肾损害(血肌酐 >130μmol/L [>1.47mg/dl])的患者被剔除。分析正常蛋白尿、微量蛋白尿和显性蛋白尿等不同分组的人群,蛋白尿进展的人数百分比有显著差异,非诺贝组中 466 例患者(9.5%)蛋白尿进展,462 例(9.4%)缓解,安慰剂组中 539 例(11.0%)进展,400 例(8.2%)缓解。非诺贝特组比安慰剂组多了 2.6% 缓解和不再进展的患者($P=0.002$)。更重要的是,只有 5% 的患者(519/9795)基线 eGFR 水平低于 60ml/(min·1.73m²),所以仅有 117 例心血管事件发生在此亚组。这些患者的治疗效果由于不良事件较少(冠状动脉重建术,心血管死亡率和总的心血管事件)所以难以评估。因此,没有充足的证据证明治疗中的心血管事件和基线 eGFR 有关。

Ting 和他的同事认为缺乏证据证明非诺贝特治疗是否会影响肾功能[94]。另一文章提供了 FIELD 更详尽的肾功能分析,文章指出排除开始非诺贝特治疗后肌酐升高 10~12μmol/L (0.11~0.14mg/dl)的情况,非诺贝特对 eGFR 的影响较低(−1.19 vs. −2.03,绝对差 ~1ml/(min·1.73m²)每年;$P<0.001$)[95]。但仍存在一些问题,例如 eGFR 水平 >60ml/(min·1.73m²)时准确性下降及使用具体数值作为预后评判如 eGFR 的变化率和蛋白尿值。另外,非诺贝特治疗会增加血肌酐翻倍的风险(148[3.0%] vs. 90[1.8%],$P<0.001$),这并不能用肌酐的小幅增高来解释。

另一个大样本量双盲随机临床试验 ACCORD 血脂研究对非诺贝特在 2 型糖尿病患者中的治疗效果进行了研究。它在 5518 例参与者中分别予以每日 160mg 非诺贝特和 10~40mg 辛伐他汀(剂量根据指南改变)[96]。这项研究也除外了肌酐 >133 μmol/L (>1.5mg/dl) 的肾功能受损患者,因此仅有 141 名参与者基线 eGFR 水平低于 50ml/(min·1.73m^2)。最终 FIELD 和 ACCORD 血脂研究中所包括的 eGFR<60ml/(min·1.73m^2) 的患者很少,因此很难为非诺贝特的安全性和有效性提供可靠证据。

一个在大于 66 岁的人群中进行的大样本量的回顾研究显示纤维酸衍生物和血清肌酐水平有明确关系,并且使住院和肾脏科就诊的风险略有增加[97]。这些研究结果表明纤维酸衍生物在 CKD 患者中的临床收益尚不明确。

因此,并不推荐使用纤维酸衍生物来降低 CKD 患者的心血管事件风险。

推荐的审查标准

由于缺乏证据支持,故无推荐的审查标准。

57

要点

- CKD 和高甘油三酯血症患者都应该进行生活方式干预。
- 不推荐使用纤维酸衍生物作为预防成人 CKD 和高甘油三酯血症患者发生胰腺炎和心血管事件的药物。

推荐研究

- 在 CKD 患者中,目前尚无纤维酸衍生物的随机临床试验,且已有的研究中 CKD 患者非常少,无法提供可靠证据。其他药物例如烟酸、胆固醇酯转移蛋白抑制剂安塞曲匹(anacetrapib)尚在进行普通人群的临床研究,还需在 CKD 患者中进行研究。
- CKD 登记处应该报道高甘油三酯血症引起的胰腺炎来统计准确的发生率。
- 尚需研究证实 TG 水平大于 11.3mmol/L(1000mg/dl)导致的胰腺炎在血液透析患者中很少发生。

免责声明

出版人、编委会和国际肾脏病学会已经尽了最大努力保证期刊中出现的数据、观点和声明都是准确无误且没有误导性,在此声明这些数据和观点由撰稿人、版权所有者和广告人负责。因此,出版人、编委会和国际肾脏病学会将不对任何错误或有误导性的数据、观点和声明承担责任。我们已尽力保证药物剂量和其他数值都是准确无误的,但对于本期刊所写的包括药物剂量在内的新方法和技术,仍建议读者参照药物生产商的说明书。

第6章 儿童降低甘油三酯的治疗

Kidney International Supplements (2013) 3,286;doi: 10.1038/kisup.2013.38

6.1 在甘油三酯异常的 CKD 患儿(包括进行长期血液透析或接受肾移植)中,我们推荐进行生活方式干预。(2D)

理论基础

生活方式干预(TLC)包括饮食改变,减轻体重,加强锻炼,减少饮酒和高血糖的治疗(如存在)。TLC 能降低 CKD 患者 TG 的证据很弱。但工作组认为有必要指导空腹甘油三酯很高(>5.65mmol/l[>500mg/dl])的患儿进行 TLC(参见指南 5.1)。可降低 TG 的饮食包括极低脂饮食(<15% 总卡路里),使用中链 TG 和使用鱼油来代替长链甘油三酯,但在营养不良的患儿中需要谨慎使用。如认为患儿和家长无法很安全地进行 TLC 则可由社工对家长进行教育。

药物治疗:预防胰腺炎

尽管过去有指南推荐使用纤维酸衍生物来预防严重高甘油三酯血症引起的胰腺炎,但安全性和有效性的证据很弱,特别是在 CKD 患儿中。因此工作组不再推荐这种治疗。

高 TG 会导致儿童胰腺炎的证据主要来自病例报道和一些有家族史的患儿[98,99]。在青少年中使用纤维酸衍生物和烟酸降低 TG 的安全性和有效性还未得到验证;已有的研究时间都较短且样本量较小[100-102]。有 4 个临床试验研究鱼油的应用,对象为肾小球疾病引起的 CKD 患儿,还有 1 个研究对象为血液透析患儿;研究显示最少 12 周后,鱼油能降低 TG 水平[103-106],但长期效益、损害和耐受性都不得而知。

因此,在 CKD 患儿中不推荐使用药物治疗高甘油三酯血症。由于缺乏有效性和安全性的证据所以推荐程度较弱。在非常严重的高甘油三酯血症(>11.3mmol/L [>1000mg/dl])的患儿中可考虑治疗;这些患儿应咨询血脂专家,并排除家族史或少见的遗传疾病如脂蛋白脂酶缺乏症及载脂蛋白 C-II 缺乏症。

推荐的审查标准

- 核查通过 TLC、饮食控制、减轻体重来降低 TG 的 CKD 患儿数量
- 核查通过药物治疗来降低 TG 的 CKD 患儿数量
- 记录不能耐受或不能依从药物治疗的患儿数量

要点

- 高甘油三酯血症 CKD 患儿都应该进行生活方式干预。
- 不推荐使用纤维酸衍生物作为预防高甘油三酯血症 CKD 患儿发生胰腺炎和心血管事件的药物。

推荐研究

尚需研究证实：

- 接受肾移植的患儿中高甘油三酯血症的发生率
- 饮食控制和减轻体重对降低 CKD 患儿 TG 的有效性

免责声明

    出版人、编委会和国际肾脏病学会已经尽了最大努力保证期刊中出现的数据、观点和声明都是准确无误且没有误导性，在此声明这些数据和观点由撰稿人、版权所有者和广告人负责。因此，出版人、编委会和国际肾脏病学会将不对任何错误或有误导性的数据、观点和声明承担责任。我们已尽力保证药物剂量和其他数值都是准确无误的，但对于本期刊所写的包括药物剂量在内的新方法和技术，仍建议读者参照药物生产商的说明书。

指南推荐建议小结

第1章 成人慢性肾脏病
脂质状态评估

1.1 对新发成人 CKD(包括接受慢性透析治疗或肾移植的患者)推荐进行血脂评估(总胆固醇、低密度胆固醇、高密度胆固醇、甘油三酯)。(1C)

1.2 对大部分成人 CKD 患者(包括接受慢性透析治疗或肾移植的患者)无需随访血脂水平。(未分级)

第2章 成人降低胆固醇的
药物治疗

2.1.1 对于 eGFR<60ml/(min·1.73m^2) 的 50 岁以上,并未接受慢性透析治疗或肾移植的成年患者(GFR 分期为 G3a~G5),推荐使用他汀类药物或联用他汀类药物和依折麦布治疗。(1A)

2.1.2 对于 eGFR>60ml/(min·1.73m^2) 的 50 岁以上的成年患者(GFR 分期为 G1-G2),推荐使用他汀类药物治疗。(1B)

2.2　对于年龄在 18~49 岁,并未接受慢性透析治疗或肾移植的成年 CKD 患者,建议在以下一项或多项情况下使用他汀类药物治疗(2A):

- 已知的冠心病史(心肌梗死或冠状动脉血管再通术后)
- 糖尿病
- 既往缺血性卒中
- 冠脉疾病死亡率或非致死性心肌梗死的预估 10 年发病率 >10%

2.3.1　对于透析依赖的成人 CKD 患者,建议不要起始他汀类药物或联用他汀类药物和依折麦布治疗。(2A)

2.3.2　对于开始透析时已接受他汀类药物或联用他汀类药物和依折麦布治疗的患者,建议继续使用上述药物治疗。(2C)

2.4　对于成人肾移植受者,建议使用他汀类药物治疗。(2B)

第 3 章　儿童慢性肾脏病脂质状态评估

3.1　在新发现的 CKD 患儿(包括进行长期血液透析或接受肾移植的患儿)中,我们推荐建立血脂档案(总胆固醇,LDL,HDL,甘油三酯)(1C)

3.2　在 CKD 患儿(包括进行长期血液透析或

接受肾移植的患儿)中,我们推荐每年随访血脂水平(未分级)

第4章　儿童降低胆固醇的药物治疗

4.1　在年龄小于18岁的CKD患儿(包括进行长期血透或接受肾移植的患儿)中,我们不推荐他汀类药物或他汀类/依折麦布类药物作为首选。(2C)

第5章　成人降低甘油三酯的治疗

5.1　在成人CKD和甘油三酯异常的患者(包括进行长期血液透析或接受肾移植)中,我们推荐进行生活方式干预。(2D)

第6章　儿童降低甘油三酯的治疗

6.1　在甘油三酯异常的CKD患儿(包括进行长期血液透析或接受肾移植)中,我们推荐进行生活方式干预。(2D)

KDIGO 针对成人 CKD 患者降脂治疗推荐意见的小结

(a) 排除可逆的继发性脂质异常。

(b) 建立治疗适应证(是或否),选择药物种类及剂量。

(c) 根据"fire-and-forget"准则进行治疗:除非低密度胆固醇结果会改变治疗否则不进行化验检测。

一旦 CKD 确诊,肾脏科医师需按常规测定全套血脂水平。在会诊和为了确诊 CKD 时,需测定全套血脂水平。分析血脂水平结果以及其他临床资料以排除可逆的继发性脂质异常。若已排除,肾脏科医师需根据潜在的心血管风险明确患者是否具有应用他汀类药物指征(是或否)。若风险水平提示患者具有指征使用他汀类药物,医师可根据其所在国家选择已有的并在 CKD 患者中已证明安全的他汀类药物进行治疗。

现有的临床实践及其他临床实践指南强调低密度胆固醇治疗靶目标(即 1.8mmol/L 或 2.6mmol/L〔70mg/dl 或 100mg/dl〕),当未达到靶目标时,这需要反复监测低密度胆固醇水平,他汀类药物剂量翻倍,联用其他降脂药物。KDIGO 工作组并不推荐以靶目标为基准的治疗方式,因为没有任何一个临床试验证明上述靶目标的临床获益。此外,在 CKD 患者中未证实高剂量他汀类药物的安全性。因此,本工作组针对 CKD 患者推荐"fire-and-forget"准则进行治疗。(见建议 1.2 的依据)医师若认为监测血脂水平可提高治疗依从性或改善诊疗过程,则可随访患者的血脂水平。

重要参考信息

指南推荐建议的术语及其相关描述

每一条推荐建议按照强度分为 1 级、2 级和未分级；相关支持的证据分为 A、B、C 和 D 级

分级*	含义		
	患者	临床医生	政策
1级 "我们 推荐"	大多数患者在这种情况下需要该推荐的治疗，而只有在少数患者不需要	多数患者应当接受这样一种干预	这种建议可以加以评估而作为制定相关政策或者行为准则的候选
2级 "我们 建议"	多数患者在这种情况下可能需要这种推荐建议，但是也有很多患者不需要	针对不同的患者需要有不同的选择，每个患者均应当在帮助下并根据他的价值和参照而做出治疗决定	在转化成相关政策之前，这种推荐建议可能需要大量的讨论以及利益相关者的介入

*之所以增加"未分类"这一选项，是因为根据共识或者在某些种情况下不允许充分的证据。这方面最常见的例子就是对于病情监测的时间间期、咨询和转诊其他临床专家。这些非分级的推荐建议通常写作简单的说明性语句，但是并不能解释为是比 1 及或者 2 级更强的推荐建议。

分级	证据的质量	意义
A	高	确信真实的效果接近于估算的效果
B	中	真实的效果可能接近于估算的效果，但是也有存在很大差异的可能性
C	低	真实的效果可能与估算的效果存在很大差异
D	很低	估算的效果很不确定，常常偏离真相

慢性肾脏病命名标准

慢性肾脏病(CKD)定义为肾脏结构或功能异常大于 3 个月，对健康有影响。CKD 按照病因、GFR(G1~G5)和白蛋白尿(A1~A3)分类，简称 CGA。

根据 eGFR 及白蛋白分级判断 CKD 预后

根据 eGFR 及白蛋白分级判断 CKD 预后：KDIGO 2012

GFR 分级 [ml/(min·1.73m²)]			持续性白蛋白尿分类描述和范围		
			A1 正常到轻度增高 <30mg/g <3g/mmol	A2 中度增高 30~300mg/g 3~30g/mmol	A3 重度增高 >300mg/g >30g/mmol
G1	正常或偏高	≥90	1	2	3
G2	轻度降低	60~89	1	2	3
G3a	轻度至中度降低	45~59	2	3	4
G3b	中度至重度降低	30~44	3	4	4
G4	重度降低	15~29	4	4	4
G5	肾衰竭	<15	4	4	4

1：低风险（若无其他肾脏病标志物，无 CKD）；2：中度风险；3：高风险；4：极高风险

指南的制定过程

Kidney International Supplements (2013) 3, 287-296；
doi：10.1038/kisup.2013.39

目标

该指南的主要目的是为血脂异常和 CKD 的处理提供临床指导。它包括了推荐意见、理论基础,并为一些过去定义的内容提供了全面的证据支持。下面将论述指南的制定过程,也可以在此找到:http://www.kdigo.org/home/guidelines/development

大致流程

KDIGO CKD 患者血脂控制指南的制定过程包括以下几个步骤:

* 指定工作组成员及证据回顾小组(ERT)
* 讨论流程、方法与结果
* 制定和完善主题
* 明确人群、干预措施和研究终点
* 为整体证据回顾选定主题
* 统一质量评估体系
* 开始文献检索
* 通过摘要筛选,根据入选标准检索全文

- 形成数据摘要表格
- 提取数据,对文献进行严格评估
- 对每个研究的方法和研究终点进行分级

工作组主席,KDIGO 主席和 ERT 成员召开了为期 2 日的会议,主要讨论了指南的制定过程、主题和系统回顾的结果。而后,工作组主席,KDIGO 主席和 KDIGO 协同工作人员召开了为期 2 日的会议,回顾了现有证据,制定了推荐意见特别是推荐意见的理论基础,并达成了共识。

工作组和 ERT 的职权

KDIGO 主席委任工作组主席,工作组主席任命专家成员,包括内科学、成人和儿童肾脏学、心血管医学、高血压学、药理学、流行病学和内分泌学的专家。Tufts 肾脏病指南制定和实施中心在美国马萨诸塞州波士顿的 Tufts 医学中心内,该中心进行了全面的证据回顾,并对指南制定的方法提供了专家建议。ERT 包括肾脏学专业、有丰富临床指南制定经验的医师和方法学者,一名项目协调员,一名研究助理和一名项目经理 / 医学作家。

确立研究范围和主题

工作组主席和 ERT 决定指南的总体研究范围和目标(包括一些关键结果),并起草一份包括主题和主要临床问题的列表。他们同时回顾了过去参与制定的 KDOQI 指南中的主题[1]。

工作组和 ERT 进一步制定和完善每个主题并明确筛选标准、文献检索方法和数据检索列表（表 6）。

开始编写指南

ERT 开始进行全面的文献检索和系统的摘要和文章筛选工作。同时 ERT 将方法学和分析过程结合，并规范了文献检索、数据提取和证据汇总的方法。工作组主要负责撰写推荐意见、理论基础并对内容保留最终解释权。工作组主席和 ERT 起草了一份工作职责说明，内容为一系列开放性问题，有待工作组成员思考。

修订相关问题

根据 PICODD 原则（研究对象，干预，对照，研究终点，研究设计和随访时间）修订相关问题，具体参见表 6。

研究终点的排序

工作组根据研究终点对临床决策的影响大小进行排序（表 7）。最重要的是死亡率，心血管事件死亡率，心血管事件或脑血管事件，ESRD 和移植失败。较为重要的是血清肌酐翻倍和 GFR 降低 50%；次重要的是 TC、LDL-C、HDL-C 或 TGs 的改变。不良反应的影响取决于其严重性。

表 6 系统回顾主题和筛选标准

降低血脂的药物	
研究对象	任意分期的 CKD 成人或儿童,合并或不合并血脂异常及糖尿病;接受肾移植的患者;普通人群中的 CKD 亚群
干预	大于等于 1 个降脂药物(特别是他汀药物,烟酸,考来替泊或考来烯胺)。不包括饮食补充,磷结合剂,血浆置换,留烷醇和固醇。
对照	治疗组和对照组
研究终点	绝对终点:任何原因导致的死亡,心血管事件导致的死亡,心血管事件,ESRD,移植失败,血清肌酐翻倍,GFR 降低 50% 可继续:TC、LDL-C、HDL-C 或 TG 的改变
研究设计	平行设计的随机对照试验(RCT);系统回顾,如果没有选择偏倚且样本量足够,则在针对普通人群的 RCT 中进行 CKD 亚群分析
最短随访时间	4 周观察血脂预后;1 年观察临床预后;普通人群研究进行 1 年
最少人数	≥100 个成人;≥25 个儿童;普通人群研究≥500 个成人,≥100 个儿童

饮食和生活习惯控制

研究对象	任意分期的 CKD 成人或儿童,合并或不合并血脂异常及糖尿病;接受肾移植的患者;普通人群中的 CKD 亚群
干预	体重减轻,特殊饮食,锻炼;特殊护理 vs. 常规护理
对照	特殊饮食,生活方式改变,药物或安慰剂
研究终点	绝对终点:任何原因导致的死亡,心血管事件导致的死亡,心血管事件,ESRD,移植失败,血清肌酐翻倍,GFR 降低 50% 可继续:TC、LDL-C、HDL-C 或 TG 的改变
研究设计	平行设计的 RCT;系统回顾,如果没有选择偏倚且样本量足够,则在针对普通人群的 RCT 中进行 CKD 亚群分析
最短随访时间	4 周观察血脂预后;1 年观察临床预后;普通人群研究进行 1 年
最少人数	≥25 例参与者

续表

药物相互作用	
研究对象	普通人群
干预	任何他汀类药物或其他药物
对照	无
研究终点	观察他汀类药物的生物利用度
研究设计	系统回顾
最短随访时间	无
最少人数	无
他汀药物调节 LDL-C 的作用	
研究对象	普通人群
干预	任何他汀类药物
对照	其他药物或安慰剂

续表

研究终点	LDL-C 的变化
研究设计	系统回顾或 META 分析，2006—2011 年
最短随访时间	无
最少人数	无

他汀类药物 + 贝特类药物治疗的不良反应

研究对象	普通人群（特别针对家族性高脂血症和混合型血脂异常的患者）
干预	任何他汀类药物 + 贝特类药物
对照	单用他汀类药物（也可以使用已有数据 vs. 单用贝特类药物或安慰剂）
研究终点	任何不良反应，严重的不良反应，因药物反应停药，AKI，肿瘤，横纹肌溶解症，肌痛，肌酸激酶升高，肌酐升高，ALT/AST 升高，其他；在儿童中还需监测生长发育和认知功能
研究设计	任意

续表

最短随访时间	任意
最少人数	任意
监测血脂的频率	
研究对象	任意
干预	任何可以进行定时监测的治疗，例如剂量大小的测试，用药及不用药的测试
对照	治疗和对照组
研究终点	检测依从性，心血管事件和死亡率
研究设计	RCT 或系统回顾
最短随访时间	6 个月
最少人数	≥50 个参与者

表7　研究终点的分级

分级	研究终点
非常重要	死亡率,心血管事件死亡率,心血管事件或脑血管事件,ESRD 和移植失败
较为重要	血清肌酐翻倍和 GFR 降低 50%
重要	TC、LDL-C、HDL-C 或 TGs 的改变
由严重程度决定	不良反应

文献搜索和筛选

　　ERT 和工作组委员共同决定了 RCT、肾脏病、血脂异常和降脂药物的文献搜索方法及模型。文献时间最早为 2000 年,因为 KDOQI 血脂异常指南包括 2000 年至今的内容。工作组检索了可能影响目前临床实践的研究。KDOQI 系统回顾在普通人群中加入了 5 个新主题:饮食或生活方式干预的效果;他汀类药物和贝特类药物的应用更新;他汀类药物与 LDL-C 水平的关系;他汀类药物和贝特类药物的不良反应;血脂检测的频率。文献检索并不仅限于 2000 年之后。在附件 1 中可见检索内容和医学标题(MeSH)。另外,ERT 还检索了现有的相关综述文献。文献检索工作在 2011 年 8 月完成。ERT 运 用 了 MEDLINE,Cochrane Central Register of Controlled Trials, 和 Cochrane Database of Systematic Reviews 等检索工具。ERT 还通过工作组成员了解了大规模普通人群 RCT 的 CKD 亚群。截止 2013 年 7 月,工作组成员还进一步扩大了检索范围。

入组研究时,每个 ERT 成员都独立运用筛选软件 Abstrackr 来筛选摘要。为了统一,整个工作组一起筛选了第一批 500 篇摘要并达成共识。工作组一共筛选了 11 337 篇文章。根据文献筛选标准,检索的文献包括原始研究数据、Meta 分析及系统回顾,不包括社评、信件、摘要、未发表的研究和发布在没有同行评论的杂志上的文献。工作组还剔除了副刊上的文献,因为考虑到他们在征稿、筛选、编辑和修订上的不同。总体的检索范围和每个主题的摘要、文献数目见表 8。

数据提取

数据提取由 ERT 成员完成。尽管没有重复,每篇文献的数据都由另一位编辑来审核准确性。ERT 和工作组主委设计了数据信息提取表格,包括设计、方法、样本特征、干预方法、对照、研究终点、结果和个体研究的不足,并对方法和研究终点就进行了分级(见上)。整个数据提取过程都有记录。

总结表

总结表包括研究终点、有关人群特征、干预措施和对照的描述、结果和研究终点的分级。

表 8 RCT 检索范围

干预措施	摘要检索	文献检索	提取数据的文献	总结表中包括的研究						
				他汀 vs 安慰剂	阿伐他汀 vs.安慰剂,接受肾移植	他汀 vs.生活方式干预	他汀 vs.安慰剂,ADPKD	阿伐他汀 80mg vs. 10mg	低蛋白饮食 vs. 中等蛋白饮食	依折麦布 vs.安慰剂
药物或饮食/生活干预	11 337	120	16	9	2	1	1	1	1	1
不良事件	11 337	89	11	11(各种对照)						

研究终点和血脂预后被分别列表。对于包括 CKD 亚群的研究,只有 CKD 亚群的研究结果单独列表。工作组验证了所有表格数据和质量分析。总结表可于网站查询:http://www.kdigo.org/home/guidelines/lipids.

证据档案

建立证据档案来确保证据质量,记录质量分级,对每个研究终点的描述,以及证据的总体质量,干预措施,对照的优缺点等。这份档案旨在使证据整合过程透明化。证据档案中的决策由总结表中的原始数据以及 ERT 和工作组成员决定。如果仅有一份文献提供证据,总结表将提供总体整合结果,而非单个证据档案。每个证据档案由 ERT 生成,然后由工作组编辑、修订和通过。ERT 的总结证据成果见表 9。

表 9 指南的工作成果

主题	RCT 总结表	证据档案
降脂药物或饮食 / 生活方式干预		
阿伐他汀 vs. 阿伐他汀	+	–(单个研究)
依折麦布 vs. 安慰剂(辛伐他汀 + 依折麦布 vs. 辛伐他汀)	+	–(单个研究)
他汀 vs. 安慰剂(ADPKD 患者)	+	–(单个研究)
他汀 vs. 安慰剂(CKD 患者)	+	+(8 个研究)

主题	RCT 总结表	证据档案
他汀 vs. 常规护理	+	−(单个研究)
低蛋白饮食 vs. 中等蛋白饮食	+	−(单个研究)
他汀 + 依折麦布 vs. 安慰剂	+	−(单个研究)
他汀 vs. 安慰剂(肾移植患者)	+	+(2 个研究)
他汀 vs. 生活方式干预(肾移植患者)	+	+(2 个研究)
他汀 vs. 安慰剂(儿童)	+	−(单个研究)
他汀 vs. 安慰剂(CKD 透析患者)	+	+(2 个研究)
运动 vs. 对照组	+	−(单个研究)
药物干预(KDOQI2003 指南表格 32~37 更新)		
药物干预	+	−(单个未发表系统回顾)
他汀 + 贝特治疗的不良反应		−(不良反应无证据档案)
任何不良反应	+	−(不良反应无证据档案)
严重不良反应	+	−(不良反应无证据档案)
治疗相关不良反应	+	−(不良反应无证据档案)
因不良反应停药	+	−(不良反应无证据档案)
ALT 或 AST 升高	+	−(不良反应无证据档案)

续表

主题	RCT 总结表	证据档案
肌酸激酶升高	+	–(不良反应无证据档案)
血清肌酐升高	+	–(不良反应无证据档案)
横纹肌溶解症	+	–(不良反应无证据档案)
其他不良反应	+	–(不良反应无证据档案)
血脂检测频率		
血脂检测频率	–	–(无研究)
他汀改变 LDL-C 水平		
他汀改变 LDL-C 水平	+	–(单个未发表系统回顾)

每个研究的质量分级

研究方法质量(内部真实性)是指临床研究的设计、过程和研究终点的选择。运用事先修订的三等级评价方法评价总体的研究质量和结果(表10)。一位编辑对研究进行评级,另一位校正,最后在组会中完成评级。多数 KDOQI 和所有 KDIGO 指南均运用此评级系统,美国机构也推荐健康研究和证据质量中心项目运用此评级系统[107]。

表 10　质量评估分级

高质量	低偏倚,无明显结果错误;数据结果全面。必须是前瞻性研究。如果研究涉及干预措施,必须是 RCT
中等质量	有一定偏倚,但研究或文学的问题不会造成大的偏倚。如果研究涉及干预措施,必须是前瞻性研究
低质量	偏倚较大或不能除外可能产生的明显偏倚。方法较差,数据不完全,报道错误。前瞻性或回顾性研究

　　每个研究都会有一个总体的质量评级,主要根据研究设计,方法(随机化、分配、双盲、研究终点、数据分析方法等),实施(失访率、预后评级方法等)和结果(内部一致性、透明度、完全性和准确性等)来决定。我们会评估每一个研究终点,根据每个研究终点的不同产生一个独立的评价结果。但每个独立的质量评级结果不能超过研究的总体质量评级结果。

证据质量评估及指南推荐程度

　　证据及推荐程度的质量评级根据 GRADE[108-110]和证据档案的统一标准进行。ERT 对每个主题进行证据质量评估讨论,工作组委员对推荐程度评级进行讨论。"推荐程度"是指实施此项措施利大于弊的程度。证据质量是指支持此项推荐的证据力度[109]。

　　对每个研究进行证据评级。依据 GRADE,不同研究终点的证据质量根据研究设计来分类。若涉及干预措施,如证据为 RCT,则最初评级为高质量,如为回顾性研究,则为低质量,如为其他类型研究,则为非常低。工作组决定对于干预措施的研究只入选 RCT。如干预措施 - 预后研究在研究收集方法上有严重局限性,或研究结果非常不一致,或证据不明确(包括结果在普通人群的适用性较差),或数据不真实(低发生率[研究中发生 0 或 1 次]或 *CI* 范围 >1)或数据过少(仅 1 个研究或研究对象 <500 个),或研究有较大偏倚,证据质量评级将被降级。当大家在组会中达成共识,干预措施 - 预后研究的最终评级将分为以下四等:高质量,中等质量,低质量,极低质量(表 11)。

CKD 亚群分析。以下修订标准用于不仅针对 CKD 患者的 RCT 中 CKD 亚群分析的评级。CKD 亚群评级仅在 CKD 患者人数足够多时进行(如血脂指南中每组 50 个 CKD 患者)。除了这些标准,将根据结果的指向性和大小评估假定的亚组效应是否存在。

完整的亚组评级标准见图 3。研究质量大致根据以下几点评级:CKD 亚群是否根据基线水平的肾功能和蛋白尿定义(而不是开始治疗后)？亚群的分析是否在随机化前进行？ CKD 亚群中的干预措施和对照组是否和其他组平衡？研究中 CKD 亚群的结果并非为 CKD 特设,CKD 亚群分析的真实性决定于其结果是否适用于所有 CKD 患者以及是否有基线肾功能(或蛋白尿定量)测定。

表 11 证据质量评级的 GRADE 评分系统

步骤 1：根据研究设计为证据质量评级	步骤 2：降低等级	步骤 3：提升等级	最终评级
随机对照临床试验 = 高质量	**研究质量** 如果有严重不足降 1 级 如果有非常严重不足降 2 级 一致性 如果有严重不一致降 1 级	关联程度 关联紧密于 1 级，没有似是而非的结果 关联非常紧密于 2 级，保证真实性	高 = 进一步研究不大可能改变已有研究结果
回顾性研究 = 低质量	**确定性** 如有不确定性降 1 级 如有严重大不确定性降 2 级	其他 如有剂量 - 反应梯度则升 1 级 如剩下的似是而非的结果会降低已得到的效果	中等 = 进一步研究结果可能对已有研究结果有重要影响，可能会改变已有结果
其他 = 极低质量	**其他** 如果数据缺失或不准确降 1 级 如果报道偏倚可能大降 1 级		低 = 进一步研究有可能对已有结果有重要影响，可能会改变已有结果 非常低 = 已有结果具有很大的不确定性

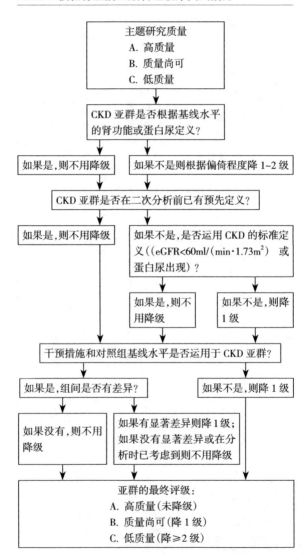

图 3 非 CKD 临床研究中 CKD 亚群分析评级

评价证据的总体质量。证据的总体质量根据所有研究终点的质量评级来决定,并且考虑了各种研究终点的相对重要性。最终的四个评级分为 A、B、C、D 四个等级(表 12)。

表 12　证据总体质量的最终评级

评级	证据质量	意义
A	高质量	我们确信真正效应和预测效应相近
B	中等质量	真正效应和预测效应比较相近,但可能仍有较大差异
C	低质量	真正效应和预测效应有较大差异
D	极低质量	预测效应有极大不确定性,和真正效应可能有很大差异

所有重要临床预后的健康收益评估。健康收益根据所有重要临床预后的收益和不良后果来决定(表 13)。同时,收益评估也由工作组和 ERT 决定。

表 13　权衡收益和不良后果

当有证据涉及一种干预措施给患者带来的收益和不良后果时,结论根据以下几点得出:

- 若有统计学差异,使用"药物的收益或不良后果"来报道
- 若无统计学差异,使用"药物可能的收益或不良后果"来报道
- 如果研究结果不一致,使用"药物可能的收益或不良后果"来报道
- "无差异"仅可用于严密性研究
- 如果研究不够严密,可使用"证据不足"

编写推荐意见。推荐意见草稿由工作组主委和所有工作组成员一起编写。每个推荐意见的健康收益、不良反应和风险，以及患者的偏好信息在编写指南时都被考虑在内。通过电话会议和面对面的会议，推荐意见经过多次修订，后来的草案又经邮件形式将内容修改。所有工作组成员都对最初和最终的稿件提出了建议。终稿由内部和外部的同仁审阅，并由工作组主委和成员进一步修订。所有工作组成员对指南的最终版本达成了共识。

设置推荐程度。推荐程度分为 1 级和 2 级。表 14 是 KDIGO 针对不同推荐力度和不同对象（患者、医师和决策者）提出的定义，推荐意见可以是赞成或反对做某事。每项推荐包括现有证据和推荐力度之间的明确关系。然而，表 15 显示，推荐程度不仅由证据的质量决定，而且还决定于健康收益、价值、偏好和成本等一系列综合因素。没有进行包括成本分析的正式决策分析。

未评级的内容。此项分类用于工作组编写大体建议。未评级的内容符合以下标准：根据共识提供指导，提供提醒，它不够具体以便证据应用，因此它并不根据系统证据回顾产生。常见的例子包括有关检测、转诊专科医师和常规随访频率的推荐建议。我们力图减少运用未评级的推荐建议。

表 14　KDIGO 命名和描述推荐意见分级

分级	意义		
	患者	医师	决策者
等级 1 "我们推荐"	在同样情况下,绝大多数人会需要推荐的建议,只有一小部分人不会	大多数患者接受推荐的意见	该推荐建议可预测决策者制定的政策或性能指标
等级 2 "我们建议"	大多数人会需要推荐的建议,但很多不会	不同患者适合不同选择。需要帮助患者来选择与他或她价值观和偏好—致的处理方法	该推荐建议确定之前很可能会引来大量争论和利益共享者参与

表 15　推荐程度的决定因素

因素	评价
理想和不理想结果之间的平衡	在理想和不理想结果之间的差别越大,推荐的程度越高。反之,推荐的程度越低
证据质量	证据质量越高,推荐程度越高
价值观和偏好	价值观和偏好的差异和不确定性越多,推荐的程度越低。价值观和偏好是从已被工作组审阅的文献中获得的,已经剔除不合理的文献
成本(资源分配)	干预的成本越高,资源消耗越多,推荐程度越低

表 16　临床实践指南的指南标准会议（COGS）[112] 清单

议题	描述	在 CKD 血脂管理的 KDIGO 临床实践指南中的讨论
1. 概述材料	提供了结构式摘要，其中包括指南的发布日期，状态（原始、修订、更新），及印刷和电子资源	指南编写摘要和方法
2. 焦点	描述指南提出的原发疾病/状况及干预措施/服务/技术 说明在编写过程中提及的任何其他形式的预防措施、诊断或治疗及干预	成人或儿童 CKD 患者（非血液透析依赖或血液透析）或肾移植患者中，TC，LDL-C，HDL-C 或 TG 水平升高的处理及降血脂药物的应用
3. 目标	描述指南所需达到的目标，包括编写指南的基本原理	CPG 应协助医师照护 CKD 和血脂异常患者，预防死亡、心血管事件和肾功能不全的进展，改善患者的生活质量
4. 使用者/背景	描述指南可能的使用者（如：提供服务者，患者）及指南适用的情况	目标群体是肾脏科医师和其他为 CKD 和血脂异常患者和患儿提供医疗服务者
5. 目标人群	描述适用指南的患者及排除标准	成人或儿童 CKD 及血脂异常患者

续表

议题	描述	在 CKD 血脂管理的 KDIGO 临床实践指南中的讨论
6. 编写者	明确负责指南编写的组织及名字，资质和指南编写中潜在的个人利益冲突	组织者：KDIGO 名字、资质和指南编写中潜在的个人利益冲突在履历和信息披露中已有提及
7. 资金来源/赞助商	明确资金来源/赞助商们在指南编写和（或）报道中的作用。提及潜在的利益冲突	KDIGO 由以下公司赞助：Abbott, Amgen, Bayer Scering Pharma, Belo Foundation, Bristol-Myers Squibb, Chugai Ptarmaceutical, Coca-Cola Company, Dole Food Company, Fresenius Medical Care, Genzyme, Hoffmann-LaRoche, International Society of Nephrology, JC Penney, Kyowa Hakko Kirin, NATCO—The rganization for Transplant Professionals, NKF-Board of irectors, Novartis, Pharmacosmos, PUMC Pharmaceutical, obert and Jane Cizik Foundation, Shire, Takeda harmaceutical, Transwestern Commercial Services, Vifor harma, and Wyeth. No funding is accepted for the evelopment or reporting of specific guidelines. 所有利益相关者将参与公开审查

续表

议题	描述	在 CKD 血脂管理的 KDIGO 临床实践指南中的讨论
8. 证据搜集	描述检索文献的方法，包括数据和数据库的检索范围及检索证据的滤过标准	主题分类回顾:①系统回顾;②系统检索后叙述性总结;③叙述性总结。有关不同的降脂药物或生活方式的改变治疗的系统回顾文献，我们搜索了 RCT，我们们在 MEDLINE、Cochrane 中心注册上检索了临床研究，在 Cochrane 数据库中检索了系统回顾文献。筛选标准已列在指南制定过程这一章节。检索更新至 2011 年 8 月，并由工作组成员补充无文献至 2013 年 6 月。我们还检索了相关的现有指南及系统回顾
9. 推荐意见分级标准	描述用于支持推荐建议的证据质量的评价标准和推荐程度的系统。推荐程度显示了依从性的重要性，它是基于证据质量和预期效益和不良影响的大小来评判的	每个研究的质量通过三层评价系统(见表 10)来评定。证据质量和推荐程度通过 GRADE 方法(表 12 和表 14)来评定。工作组会提供未评级的总体指南

续表

议题	描述	在 CKD 血脂管理的 KDIGO 临床实践指南中的讨论
10. 证据处理方法	描述如何使用证据来编写推荐建议,例如:证据表格,Meta 分析,决策分析	系统回顾议题需要总结表格和证据档案,治疗干预措施的推荐建议根据 GRADE 指定的步骤制定
11. 预防审查	描述指南制定者在指南生成前如何修订和(或)检验指南内容	该指南已于 2012 年 8 月通过了 KDIGO 董事会的内部评审,并于 2012 年 11 月通过了对外公开评审。公开评审意见进行了汇总,反馈到了工作组,并作为了指南修订工作的参考意见。
12. 更新计划	描述指南是否有更新计划,如有,此指南的有效期到何时	指南出版五年内将做更新,如期间有重要的新证据产生,将做提前更新。这些证据可能会使推荐建议有所变更,或使得某特定治疗干预的利弊平衡有所改变
13. 定义	定义某些不常用专业名词反某些应用正确但非常重要但可能被误解读的词汇	缩写对照表

续表

议题	描述	在 CKD 血脂管理的 KDIGO 临床实践指南中的讨论
14. 推荐建议和原理	精准叙述推荐建议及适用情况。通过描述推荐建议和证据之间的关系证明每项建议。根据议题的关系证明每项建议。根据议题9 中的标准指出证据质量和推荐程度	指南每章节都包括 CKD 患者中血脂管理的推荐建议。每个推荐都有基本原理支持，包括证据表格。每项推荐建议后都有推荐程度和证据质量说明
15. 潜在的预期收益和潜在不良后果	说明指南实施的预期收益和潜在不良后果	每种干预措施对照研究的收益和不良后果在总结表中都有显示，并总结于证据档案中。推荐建议考虑到了潜在的收益和不良后果之间的关系
16. 患者偏好	当推荐建议涉及患者选择和价值观时，描述患者偏好在其中的作用	第 2 级或"无条件的"的推荐建议表明更需要帮助患者完成符合其价值观和偏好的临床决策
17. 计算方案	为指南中涉及临床诊疗的步骤和决策提供图解（如适用）	无整体算法

续表

议题	描述	在 CKD 血脂管理的 KDIGO 临床实践指南中的讨论
18. 实施注意事项	描述应用指南推荐建议时可能会遇到的障碍。为实施指南的提供者和患者提供辅助文件的参考。为指南实施时的临床差异提供量化评判标准	这些推荐建议面向全球。审查标准不统一制定，因为指南实施优先权和评判标准由各地分别制定。此外，大多数推荐建议都是无条件的，被采纳为审查标准之前需要利益相关者之间进一步的讨论。提供了建议的审计准则则公布后评估准则之间的差距。研究建议被列出，以缩小当前证据之间的差距的影响。

这种评级制度有两个级别的推荐程度和四个级别的证据质量分级以及未评级的指南总则，于 2008 年 12 月被 KDIGO 董事会通过。工作组注重推荐建议和基本原理陈述，并保留对指南内容和附加条款的最终解释权。ERT 审阅了推荐建议和评级草案，保持与证据审查的结论一致。

指南推荐的格式。指南每一章都包含一个或多个具体的推荐建议。每一项推荐程度分为 1 级或 2 级，支持证据的质量分为 A、B、C、D 四等。推荐的内容和分级后都有基本原理总结证据库的关键点和支持推荐的依据。在相关的章节中，还提供了指南在国际上运用的情况和建议审查的标准（如适用）。每章节最后结论出还列出了重点和未来研究建议，以解决目前的不确定性。

方法的局限性

尽管文献研究都非常全面，但并非包罗万象。MEDLINE 是唯一被检索的数据库。并未手工检索杂志，综述和教材并未系统化检索。但工作组添加并审核了在电子文献检索中被遗漏的可能影响专家判断的重要研究。

指南制定过程回顾

系统回顾和指南制定中，运用了许多工具和列表来达到方法过程质量标准。这些包括研

究和预测指南的评估标准(AGREE 2)[111],指
南标准会议列表(COGS)[112],系统回顾医学最
新标准协会[113],和我们可以相信的临床实践指
南[114]。网上的表 16 和补充附录 2 罗列了符合
COGS 列表和医学标准协会的标准以及每项标
准在指南中的实施。

补充材料

补充附录 1:网上检索技巧

补充附录 2:与系统回顾和指南医学最新
标准协会的合作

补充材料网上版本:http://www.kdigo.org/home/
guidelines/lipids

致谢

特别感谢 KDIGO 联合主席 Bertram Kasiske and David Wheeler，以及 KDIGO 委员会，感谢他们在建立这个指南过程中所给予的非常宝贵的建议。我们要特别感谢 ERT 成员：Ashish Upadhyay，Ethan Balk，Amy Earley，Shana Haynes，and Jenny Lamont，感谢他们为丰富的证据评估所提供的大量资金。我们也要特别感谢工作组成员，感谢他们在整个文献检索、数据提取、会议参与、对表述和合理性进行严谨的写作和编辑，正是因为他们的帮助，才使得这个指南的出版成为可能。感激他们时间上的慷慨馈赠和奉献。最后，代表工作小组，我们衷心感谢 268 名对指南草案进行细心评估的外审专家。工作小组考虑了所有有价值的建议，并且均纳入了最终版本。

Marcello A Tonelli，MD，SM，FRCPC

Christoph Wanner，MD

Work Group Co-Chairs

缩写词和缩略语

4D 德国糖尿病透析研究

ACCORD 糖尿病患者中心血管危险因素控制

AGREE 临床指引评估工具

ALERT 来适可在肾移植患者中的使用评估

ALLHAT 降压和降脂治疗对预防心脏病发作的研究

ALLIANCE 强效降脂减少新发心血管事件研究

ApoB 载脂蛋白 B

ASPEN 非胰岛素依赖型糖尿病患者使用阿托伐他汀预防冠心病终点事件的研究

ASSIGN 使用 SIGN 指南评估心血管风险

ATP 成人治疗方案

AURORA 在常规血液透析患者中使用瑞舒伐他汀:生存和心血管事件分析

CARDS 阿托伐他汀协同治疗糖尿病的研究

CARE 胆固醇和复发事件研究

CHD 冠心病

CI 可信区间

CK 肌酸激酶

CKD 慢性肾脏病

CKiD 儿童慢性肾病

COGS 临床实践指南报告准则标准化会议

CPG 临床实践指南

CVD 心血管疾病

DAIS 糖尿病动脉粥样硬化干预研究

eGFR 估计肾小球滤过率

ERT 证据评估小组

ESRD 终末期肾病

FIELD 糖尿病患者非诺贝特干预和减少不良事件的研究

GFR 肾小球滤过率

GRADE 分级推荐评估、发展和评估

HD 血液透析

HDL-C 高密度脂蛋白

HR 风险比

IDEAL 强效降低血脂对于减少终点事件增加的研究

KDIGO 改善全球肾脏病预后组织

KDOQI 肾脏病质量预后指南

LDL-C 低密度脂蛋白

Lp(a) 脂蛋白(a)

MI 心肌梗塞

NKF 全国肾脏基金会

PDAY 年轻患者动脉粥样硬化的病理生物学决定因素研究

PICODD 人口,干预,比较,结果,研究设计和随访时间

PREVEND IT 预防肾脏和血管终末期疾病的干预试验

PROCAM 芒斯特前瞻性心血管研究

PROSPER 高危老年人使用普伐他汀的前瞻性研究

PROVE IT 普伐他汀或阿托伐他汀的评价和感染治疗研究

QRISK2 QRISK 心血管疾病危险指数版本 2

RCT 随机对照试验

RR 相对风险

SCORE 系统性冠心病风险评估项目

SCr 血肌酐

SEARCH 评估胆固醇和同型半胱氨酸额外减少的研究

SHARP 保护心脏和肾脏的试验

SPARCL 强效降低胆固醇预防中风的试验

TC 总胆固醇

TG 甘油三酯

TLC 牛活方式干预

TNT 治疗新目标试验

VA-HIT 退伍军人事务部高密度脂蛋白干预试验

参考文献

REFERENCES

1. National Kidney Foundation. K/DOQI clinical practice guidelines for management of dyslipidemias in patients with kidney disease. *Am J Kidney Dis* 2003; **41**: S1–92.
2. National Kidney Foundation. KDOQI Clinical Practice Guidelines and Clinical Practice Recommendations for Diabetes and Chronic Kidney Disease. *Am J Kidney Dis* 2007; **49**: S1–180.
3. Kasiske BL. Hyperlipidemia in patients with chronic renal disease. *Am J Kidney Dis* 1998; **32**: S142–156.
4. Bachorik PS, Ross JW. National Cholesterol Education Program recommendations for measurement of low-density lipoprotein cholesterol: executive summary. The National Cholesterol Education Program Working Group on Lipoprotein Measurement. *Clin Chem* 1995; **41**: 1414–1420.
5. Stein EA, Myers GL. National Cholesterol Education Program recommendations for triglyceride measurement: executive summary. The National Cholesterol Education Program Working Group on Lipoprotein Measurement. *Clin Chem* 1995; **41**: 1421–1426.
6. Warnick GR, Wood PD. National Cholesterol Education Program recommendations for measurement of high-density lipoprotein cholesterol: executive summary. The National Cholesterol Education Program Working Group on Lipoprotein Measurement. *Clin Chem* 1995; **41**: 1427–1433.
7. National Heart Lung and Blood Institute. Expert panel on integrated guidelines for cardiovascular health and risk reduction in children and adolescents: summary report. *Pediatrics* 2011; **128**(Suppl 5): S213–256.
8. Hayward RA, Krumholz HM. Three reasons to abandon low-density lipoprotein targets: an open letter to the Adult Treatment Panel IV of the National Institutes of Health. *Circ Cardiovasc Qual Outcomes* 2012; **5**: 2–5.
9. Takahashi O, Glasziou PP, Perera R *et al.* Lipid re-screening: what is the best measure and interval? *Heart* 2010; **96**: 448–452.
10. Glasziou PP, Irwig L, Heritier S *et al.* Monitoring cholesterol levels: measurement error or true change? *Ann Intern Med* 2008; **148**: 656–661.
11. Jafri H, Karas RH, Alsheikh-Ali AA. Meta-analysis: Statin therapy does not alter the association between low levels of high-density lipoprotein cholesterol and increased cardiovascular risk. *Ann Intern Med* 2010; **153**: 800–808.
12. Executive Summary of The Third Report of The National Cholesterol Education Program (NCEP) Expert Panel on Detection, Evaluation, And Treatment of High Blood Cholesterol In Adults (Adult Treatment Panel III). *JAMA* 2001; **285**: 2486–2497.
13. Sandhu S, Wiebe N, Fried LF *et al.* Statins for improving renal outcomes: a meta-analysis. *J Am Soc Nephrol* 2006; **17**: 2006–2016.
14. Baigent C, Landray MJ, Reith C *et al.* The effects of lowering LDL cholesterol with simvastatin plus ezetimibe in patients with chronic

kidney disease (Study of Heart and Renal Protection): a randomised placebo-controlled trial. *Lancet* 2011; **377**: 2181–2192.

15. Lewington S, Whitlock G, Clarke R *et al.* Blood cholesterol and vascular mortality by age, sex, and blood pressure: a meta-analysis of individual data from 61 prospective studies with 55,000 vascular deaths. *Lancet* 2007; **370**: 1829–1839.

16. Chiang CK, Ho TI, Hsu SP *et al.* Low-density lipoprotein cholesterol: association with mortality and hospitalization in hemodialysis patients. *Blood Purif* 2005; **23**: 134–140.

17. Coresh J, Longenecker JC, Miller III ER *et al.* Epidemiology of cardiovascular risk factors in chronic renal disease. *J Am Soc Nephrol* 1998; **9**: S24–S30.

18. Iseki K, Yamazato M, Tozawa M *et al.* Hypocholesterolemia is a significant predictor of death in a cohort of chronic hemodialysis patients. *Kidney Int* 2002; **61**: 1887–1893.

19. Lowrie EG, Lew NL. Death risk in hemodialysis patients: the predictive value of commonly measured variables and an evaluation of death rate differences between facilities. *Am J Kidney Dis* 1990; **15**: 458–482.

20. Krane V, Winkler K, Drechsler C *et al.* Association of LDL cholesterol and inflammation with cardiovascular events and mortality in hemodialysis patients with type 2 diabetes mellitus. *Am J Kidney Dis* 2009; **54**: 902–911.

21. Liu Y, Coresh J, Eustace JA *et al.* Association between cholesterol level and mortality in dialysis patients: role of inflammation and malnutrition. *JAMA* 2004; **291**: 451–459.

22. Tonelli M, Muntner P, Lloyd A et al. Association between LDL-C and Risk of Myocardial Infarction in CKD. *J Am Soc Nephrol* 2013; **24**: 979–986.

23. Grundy SM. Diabetes and coronary risk equivalency: what does it mean? *Diabetes Care* 2006; **29**: 457–460.

24. Cooper A, Nherera L, Calvert N *et al. Clinical Guidelines and Evidence Review for Lipid Modification: Cardiovascular Risk Assessment and the Primary and Secondary Prevention of Cardiovascular Disease. Lipid Modification: Cardiovascular Risk Assessment and the Modification of Blood Lipids for the Primary and Secondary Prevention of Cardiovascular Disease.* National Collaborating Centre for Primary Care and Royal College of General Practitioners, London, 2008.

25. Graham I, Atar D, Borch-Johnsen K *et al.* European guidelines on cardiovascular disease prevention in clinical practice: full text. Fourth Joint Task Force of the European Society of Cardiology and other societies on cardiovascular disease prevention in clinical practice (constituted by representatives of nine societies and by invited experts). *Eur J Cardiovasc Prev Rehabil* 2007; **14**(Suppl 2): S1–113.

26. Reiner Z, Catapano AL, De Backer G *et al.* ESC/EAS Guidelines for the management of dyslipidaemias: the Task Force for the management of dyslipidaemias of the European Society of Cardiology (ESC) and the European Atherosclerosis Society (EAS). *Eur Heart J* 2011; **32**: 1769–1818.

27. Tonelli M, Muntner P, Lloyd A *et al.* Risk of coronary events in people with chronic kidney disease compared with those with diabetes: a population-level cohort study. *Lancet* 2012; **380**: 807–814.

28. Herzog CA, Ma JZ, Collins AJ. Poor long-term survival after acute myocardial infarction among patients on long-term dialysis. *N Engl J Med* 1998; **339**: 799–805.

29. Anavekar NS, McMurray JJ, Velazquez EJ *et al.* Relation between renal dysfunction and cardiovascular outcomes after myocardial infarction.

105

    N Engl J Med 2004; **351**: 1285–1295.

30. Ezekowitz J, McAlister FA, Humphries KH *et al.* The association among renal insufficiency, pharmacotherapy, and outcomes in 6,427 patients with heart failure and coronary artery disease. *J Am Coll Cardiol* 2004; **44**: 1587–1592.

31. Latif F, Kleiman NS, Cohen DJ *et al.* In-hospital and 1-year outcomes among percutaneous coronary intervention patients with chronic kidney disease in the era of drug-eluting stents: a report from the EVENT (Evaluation of Drug Eluting Stents and Ischemic Events) registry. *JACC Cardiovasc Interv* 2009; **2**: 37–45.

32. Shepherd J, Kastelein JJ, Bittner V *et al.* Intensive lipid lowering with atorvastatin in patients with coronary heart disease and chronic kidney disease: the TNT (Treating to New Targets) study. *J Am Coll Cardiol* 2008; **51**: 1448–1454.

33. Athyros VG, Tziomalos K, Gossios TD *et al.* Safety and efficacy of long-term statin treatment for cardiovascular events in patients with coronary heart disease and abnormal liver tests in the Greek Atorvastatin and Coronary Heart Disease Evaluation (GREACE) Study: a post-hoc analysis. *Lancet* 2010; **376**: 1916–1922.

34. Palmer SC, Craig JC, Navaneethan SD *et al.* Benefits and harms of statin therapy for persons With chronic kidney disease: A systematic review and meta-analysis. *Ann Intern Med* 2012; **157**: 263–275.

35. Colhoun HM, Betteridge DJ, Durrington PN *et al.* Effects of atorvastatin on kidney outcomes and cardiovascular disease in patients with diabetes: an analysis from the Collaborative Atorvastatin Diabetes Study (CARDS). *Am J Kidney Dis* 2009; **54**: 810–819.

36. Tonelli M, Jose P, Curhan G *et al.* Proteinuria, impaired kidney function, and adverse outcomes in people with coronary disease: analysis of a previously conducted randomised trial. *BMJ* 2006; **332**: 1426.

37. Asselbergs FW, Diercks GF, Hillege HL *et al.* Effects of fosinopril and pravastatin on cardiovascular events in subjects with microalbuminuria. *Circulation* 2004; **110**: 2809–2816.

38. Wilson PW, D'Agostino RB, Levy D *et al.* Prediction of coronary heart disease using risk factor categories. *Circulation* 1998; **97**: 1837–1847.

39. Perk J, De Backer G, Gohlke H *et al.* European Guidelines on cardiovascular disease prevention in clinical practice (version 2012). The Fifth Joint Task Force of the European Society of Cardiology and Other Societies on Cardiovascular Disease Prevention in Clinical Practice (constituted by representatives of nine societies and by invited experts). *Eur Heart J* 2012; **33**: 1635–1701.

40. Assmann G, Cullen P, Schulte H. Simple scoring scheme for calculating the risk of acute coronary events based on the 10-year follow-up of the prospective cardiovascular Munster (PROCAM) study. *Circulation* 2002; **105**: 310–315.

41. Woodward M, Brindle P, Tunstall-Pedoe H. Adding social deprivation and family history to cardiovascular risk assessment: the ASSIGN score from the Scottish Heart Health Extended Cohort (SHHEC). *Heart* 2007; **93**: 172–176.

42. Hippisley-Cox J, Coupland C, Vinogradova Y *et al.* Predicting cardiovascular risk in England and Wales: prospective derivation and validation of QRISK2. *BMJ* 2008; **336**: 1475–1482.

43. Wanner C, Krane V, Marz W *et al.* Atorvastatin in patients with type 2 diabetes mellitus undergoing hemodialysis. *N Engl J Med* 2005; **353**: 238–248.

44. Fellstrom BC, Jardine AG, Schmieder RE *et al.* Rosuvastatin and cardiovascular events in patients undergoing hemodialysis. *N Engl J Med*

2009; **360**: 1395–1407.

45. Upadhyay A, Earley A, Lamont JL *et al.* Lipid-lowering therapy in persons With chronic kidney disease: A systematic Review and meta-analysis. *Ann Intern Med* 2012; **157**: 251–262.

46. Hou W, Lv J, Perkovic V *et al.* Effect of statin therapy on cardiovascular and renal outcomes in patients with chronic kidney disease: a systematic review and meta-analysis. *Eur Heart J* 2013; **34**: 1807–1817.

47. Marz W, Genser B, Drechsler C *et al.* Atorvastatin and low-density lipoprotein cholesterol in type 2 diabetes mellitus patients on hemodialysis. *Clin J Am Soc Nephrol* 2011; **6**: 1316–1325.

48. Holdaas H, Fellstrom B, Jardine AG *et al.* Effect of fluvastatin on cardiac outcomes in renal transplant recipients: a multicentre, randomised, placebo-controlled trial. *Lancet* 2003; **361**: 2024–2031.

49. Pilmore H, Dent H, Chang S *et al.* Reduction in cardiovascular death after kidney transplantation. *Transplantation* 2010; **89**: 851–857.

50. Saito Y, Goto Y, Dane A *et al.* Randomized dose-response study of rosuvastatin in Japanese patients with hypercholesterolemia. *J Atheroscler Thromb* 2003; **10**: 329–336.

51. Saito Y, Goto Y, Nakaya N *et al.* Dose-dependent hypolipidemic effect of an inhibitor of HMG-CoA reductase, pravastatin (CS-514), in hypercholesterolemic subjects. A double blind test. *Atherosclerosis* 1988; **72**: 205–211.

52. Nakamura H, Arakawa K, Itakura H *et al.* Primary prevention of cardiovascular disease with pravastatin in Japan (MEGA Study): a prospective randomised controlled trial. *Lancet* 2006; **368**: 1155–1163.

53. Nakamura H, Mizuno K, Ohashi Y *et al.* Pravastatin and cardiovascular risk in moderate chronic kidney disease. *Atherosclerosis* 2009; **206**: 512–517.

54. Foley RN, Parfrey PS, Sarnak MJ. Clinical epidemiology of cardiovascular disease in chronic renal disease. *Am J Kidney Dis* 1998; **32**: S112–119.

55. Srinivasan SR, Myers L, Berenson GS. Distribution and correlates of non-high-density lipoprotein cholesterol in children. the Bogalusa Heart Study. *Pediatrics* 2002; **110**: e29.

56. Strong JP, Malcom GT, McMahan CA *et al.* Prevalence and extent of atherosclerosis in adolescents and young adults: implications for prevention from the Pathobiological Determinants of Atherosclerosis in Youth Study. *JAMA* 1999; **281**: 727–735.

57. Berenson GS, Srinivasan SR, Bao W *et al.* Association between multiple cardiovascular risk factors and atherosclerosis in children and young adults. The Bogalusa Heart Study. *N Engl J Med* 1998; **338**: 1650–1656.

58. Magnussen CG, Raitakari OT, Thomson R *et al.* Utility of currently recommended pediatric dyslipidemia classifications in predicting dyslipidemia in adulthood: evidence from the Childhood Determinants of Adult Health (CDAH) study, Cardiovascular Risk in Young Finns Study, and Bogalusa Heart Study. *Circulation* 2008; **117**: 32–42.

59. Schrott HG, Bucher KA, Clarke WR *et al.* The Muscatine hyperlipidemia family study program. *Prog Clin Biol Res* 1979; **32**: 619–646.

60. Jarvisalo MJ, Jartti L, Nanto-Salonen K *et al.* Increased aortic intima-media thickness: a marker of preclinical atherosclerosis in high-risk children. *Circulation* 2001; **104**: 2943–2947.

61. Kavey RE, Allada V, Daniels SR *et al.* Cardiovascular risk reduction in high-risk pediatric patients: a scientific statement from the American Heart Association Expert Panel on Population and Prevention Science; the Councils on Cardiovascular Disease in the Young, Epidemiology and

Prevention, Nutrition, Physical Activity and Metabolism, High Blood Pressure Research, Cardiovascular Nursing, and the Kidney in Heart Disease; and the Interdisciplinary Working Group on Quality of Care and Outcomes Research: endorsed by the American Academy of Pediatrics. *Circulation* 2006; **114**: 2710–2738.

62. Olson RE. Atherogenesis in children: implications for the prevention of atherosclerosis. *Adv Pediatr* 2000; **47**: 55–78.

63. Saland JM, Ginsberg H, Fisher EA. Dyslipidemia in pediatric renal disease: epidemiology, pathophysiology, and management. *Curr Opin Pediatr* 2002; **14**: 197–204.

64. Saland JM, Ginsberg HN. Lipoprotein metabolism in chronic renal insufficiency. *Pediatr Nephrol* 2007; **22**: 1095–1112.

65. National Kidney Foundation. KDOQI Clinical Practice Guideline for Nutrition in Children with CKD: 2008 update. *Am J Kidney Dis* 2009; **53**: S1–124.

66. USRDS. *US Renal Data System, USRDS 2003 Annual Data Report: Atlas of End-Stage Renal Disease in the United States*. Bethesda, MD, 2004.

67. Kwiterovich PO Jr, Barton BA, McMahon RP *et al.* Effects of diet and sexual maturation on low-density lipoprotein cholesterol during puberty: the Dietary Intervention Study in Children (DISC). *Circulation* 1997; **96**: 2526–2533.

68. Niinikoski H, Koskinen P, Punnonen K *et al.* Intake and indicators of iron and zinc status in children consuming diets low in saturated fat and cholesterol: the STRIP baby study. Special Turku Coronary Risk Factor Intervention Project for Babies. *Am J Clin Nutr.* 1997; **66**: 569–574.

69. Niinikoski H, Lapinleimu H, Viikari J *et al.* Growth until 3 years of age in a prospective, randomized trial of a diet with reduced saturated fat and cholesterol. *Pediatrics* 1997; **99**: 687–694.

70. Niinikoski H, Viikari J, Ronnemaa T *et al.* Regulation of growth of 7- to 36-month-old children by energy and fat intake in the prospective, randomized STRIP baby trial. *Pediatrics* 1997; **100**: 810–816.

71. Coleman JE, Watson AR. Hyperlipidaemia, diet and simvastatin therapy in steroid-resistant nephrotic syndrome of childhood. *Pediatr Nephrol* 1996; **10**: 171–174.

72. Garcia-de-la-Puente S, Arredondo-Garcia JL, Gutierrez-Castrellon P *et al.* Efficacy of simvastatin in children with hyperlipidemia secondary to kidney disorders. *Pediatr Nephrol* 2009; **24**: 1205–1210.

73. Sanjad SA, al-Abbad A, al-Shorafa S. Management of hyperlipidemia in children with refractory nephrotic syndrome: the effect of statin therapy. *J Pediatr* 1997; **130**: 470–474.

74. Yoshimura N, Oka T, Okamoto M *et al.* The effects of pravastatin on hyperlipidemia in renal transplant recipients. *Transplantation* 1992; **53**: 94–99.

75. Avis HJ, Hutten BA, Gagne C *et al.* Efficacy and safety of rosuvastatin therapy for children with familial hypercholesterolemia. *J Am Coll Cardiol* 2010; **55**: 1121–1126.

76. Clauss SB, Holmes KW, Hopkins P *et al.* Efficacy and safety of lovastatin therapy in adolescent girls with heterozygous familial hypercholesterolemia. *Pediatrics* 2005; **116**: 682–688.

77. de Jongh S, Lilien MR, op't Roodt J *et al.* Early statin therapy restores endothelial function in children with familial hypercholesterolemia. *J Am Coll Cardiol* 2002; **40**: 2117–2121.

78. de Jongh S, Ose L, Szamosi T *et al.* Efficacy and safety of statin therapy in children with familial hypercholesterolemia: a randomized, double-blind, placebo-controlled trial with simvastatin. *Circulation* 2002; **106**:

2231–2237.

79. Knipscheer HC, Boelen CC, Kastelein JJ et al. Short-term efficacy and safety of pravastatin in 72 children with familial hypercholesterolemia. Pediatr Res 1996; 39: 867–871.

80. Lambert M, Lupien PJ, Gagne C et al. Treatment of familial hypercholesterolemia in children and adolescents: effect of lovastatin. Canadian Lovastatin in Children Study Group. Pediatrics 1996; 97: 619–628.

81. McCrindle BW, Helden E, Cullen-Dean G et al. A randomized crossover trial of combination pharmacologic therapy in children with familial hyperlipidemia. Pediatr Res 2002; 51: 715–721.

82. McCrindle BW, Ose L, Marais AD. Efficacy and safety of atorvastatin in children and adolescents with familial hypercholesterolemia or severe hyperlipidemia: a multicenter, randomized, placebo-controlled trial. J Pediatr 2003; 143: 74–80.

83. Rodenburg J, Vissers MN, Wiegman A et al. Statin treatment in children with familial hypercholesterolemia: the younger, the better. Circulation 2007; 116: 664–668.

84. Stein EA, Illingworth DR, Kwiterovich PO Jr et al. Efficacy and safety of lovastatin in adolescent males with heterozygous familial hypercholesterolemia: a randomized controlled trial. JAMA 1999; 281: 137–144.

85. van der Graaf A, Cuffie-Jackson C, Vissers MN et al. Efficacy and safety of coadministration of ezetimibe and simvastatin in adolescents with heterozygous familial hypercholesterolemia. J Am Coll Cardiol 2008; 52: 1421–1429.

86. van der Graaf A, Nierman MC, Firth JC et al. Efficacy and safety of fluvastatin in children and adolescents with heterozygous familial hypercholesterolaemia. Acta Paediatr 2006; 95: 1461–1466.

87. Wiegman A, Hutten BA, de Groot E et al. Efficacy and safety of statin therapy in children with familial hypercholesterolemia: a randomized controlled trial. JAMA 2004; 292: 331–337.

88. Preiss D, Tikkanen MJ, Welsh P et al. Lipid-modifying therapies and risk of pancreatitis: a meta-analysis. JAMA 2012; 308: 804–811.

89. Baigent C, Blackwell L, Emberson J et al. Efficacy and safety of more intensive lowering of LDL cholesterol: a meta-analysis of data from 170,000 participants in 26 randomised trials. Lancet 2010; 376: 1670–1681.

90. Jun M, Foote C, Lv J et al. Effects of fibrates on cardiovascular outcomes: a systematic review and meta-analysis. Lancet 2010; 375: 1875–1884.

91. Tonelli M, Collins D, Robins S et al. Gemfibrozil for secondary prevention of cardiovascular events in mild to moderate chronic renal insufficiency. Kidney Int 2004; 66: 1123–1130.

92. Ansquer JC, Foucher C, Rattier S et al. Fenofibrate reduces progression to microalbuminuria over 3 years in a placebo-controlled study in type 2 diabetes: results from the Diabetes Atherosclerosis Intervention Study (DAIS). Am J Kidney Dis 2005; 45: 485–493.

93. Keech A, Simes RJ, Barter P et al. Effects of long-term fenofibrate therapy on cardiovascular events in 9795 people with type 2 diabetes mellitus (the FIELD study): randomised controlled trial. Lancet 2005; 366: 1849–1861.

94. Ting RD, Keech AC, Drury PL et al. Benefits and safety of long-term fenofibrate therapy in people with type 2 diabetes and renal impairment: the FIELD Study. Diabetes Care 2012; 35: 218–225.

95. Davis TM, Ting R, Best JD et al. Effects of fenofibrate on renal function in patients with type 2 diabetes mellitus: the Fenofibrate Intervention and

Event Lowering in Diabetes (FIELD) Study. *Diabetologia* 2011; **54**: 280–290.

96. Ginsberg HN, Elam MB, Lovato LC *et al.* Effects of combination lipid therapy in type 2 diabetes mellitus. *N Engl J Med* 2010; **362**: 1563–1574.

97. Zhao YY, Weir MA, Manno M *et al.* New fibrate use and acute renal outcomes in elderly adults a population-based study. *Ann Intern Med* 2012; **156**: 560–569.

98. Chen HH, Lin LH. Recurrent pancreatitis secondary to type V hyperlipidemia: report of one case. *Acta Paediatr Taiwan* 2000; **41**: 276–278.

99. Spratt P, Esmore D, Keogh A *et al.* Comparison of three immunosuppressive protocols in cardiac transplantation. *Transplant Proc* 1989; **21**: 2481–2483.

100. Chicaud P, Demange J, Drouin P *et al.* [Action of fenofibrate in hypercholesterolemic children. 18-month follow-up]. *Presse Med* 1984; **13**: 417–419.

101. Steinmetz J, Morin C, Panek E *et al.* Biological variations in hyperlipidemic children and adolescents treated with fenofibrate. *Clin Chim Acta* 1981; **112**: 43–53.

102. Wheeler KA, West RJ, Lloyd JK *et al.* Double blind trial of bezafibrate in familial hypercholesterolaemia. *Arch Dis Child* 1985; **60**: 34–37.

103. Cerkauskiene R, Kaminskas A, Kaltenis P *et al.* Influence of omega-3 fatty acids on lipid metabolism in children with steroid sensitive nephrotic syndrome]. *Medicina* 2003; **39**(Suppl 1): 82-87.

104. Chongviriyaphan N, Tapaneya-Olarn C, Suthutvoravut U *et al.* Effects of tuna fish oil on hyperlipidemia and proteinuria in childhood nephrotic syndrome. *J Med Assoc Thai* 1999; **82**(Suppl 1): S122–S128.

105. Goren A, Stankiewicz H, Goldstein R *et al.* Fish oil treatment of hyperlipidemia in children and adolescents receiving renal replacement therapy. *Pediatrics* 1991; **88**: 265–268.

106. Hogg RJ, Lee J, Nardelli N *et al.* Clinical trial to evaluate omega-3 fatty acids and alternate day prednisone in patients with IgA nephropathy: report from the Southwest Pediatric Nephrology Study Group. *Clin J Am Soc Nephrol* 2006; **1**: 467–474.

107. Owens DK, Lohr KN, Atkins D *et al.* AHRQ series paper 5: grading the strength of a body of evidence when comparing medical interventions–agency for healthcare research and quality and the effective health-care program. *J Clin Epidemiol* 2010; **63**: 513–523.

108. Atkins D, Best D, Briss PA *et al.* Grading quality of evidence and strength of recommendations. *BMJ* 2004; **328**: 1490.

109. Guyatt GH, Oxman AD, Kunz R *et al.* Going from evidence to recommendations. *BMJ* 2008; **336**: 1049–1051.

110. Uhlig K, Macleod A, Craig J *et al.* Grading evidence and recommendations for clinical practice guidelines in nephrology. A position statement from Kidney Disease: Improving Global Outcomes (KDIGO). *Kidney Int* 2006; **70**: 2058–2065.

111. The AGREE Collaboration. Development and validation of an international appraisal instrument for assessing the quality of clinical practice guidelines: the AGREE project. *Qual Saf Health Care* 2003; **12**: 18–23.

112. Shiffman RN, Shekelle P, Overhage JM *et al.* Standardized reporting of clinical practice guidelines: a proposal from the Conference on Guideline Standardization. *Ann Intern Med* 2003; **139**: 493–498.

113. Institute of Medicine. *Finding What Works in Health Care: Standards for Systematic Reviews.* The National Academies Press: Washington, DC, 2011.

114. Institute of Medicine. *Clinical Practice Guidelines We Can Trust.* National Academies Press: Washington, DC, 2011.